Histórias de índio

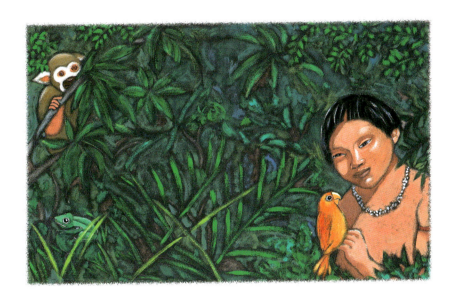

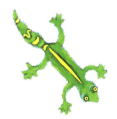

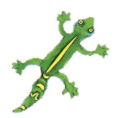

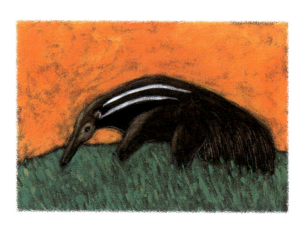

Daniel Munduruku

Histórias de índio

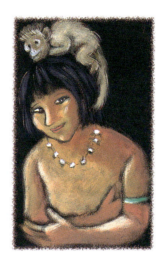

Ilustrações
Laurabeatriz

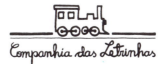

Copyright do texto © 1996 by Daniel Munduruku
Copyright das ilustrações © 1996 by Laurabeatriz

*Grafia atualizada segundo o Acordo Ortográfico da Língua Portuguesa
de 1990, que entrou em vigor no Brasil em 2009.*

Capa e projeto gráfico:
Hélio de Almeida

Assessoria editorial:
Heloisa Prieto

Preparação de texto:
Márcia Copola

*Agradecemos as sugestões de
Carlos Frederico Lucio*

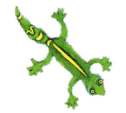

Dados Internacionais de Catalogação na Publicação (CIP)
(Câmara Brasileira do Livro, SP, Brasil)

Munduruku, Daniel
  Histórias de índio / Daniel Munduruku ; ilustrações Laurabeatriz /
— 2ª ed. — São Paulo: Companhia das Letrinhas, 2016.

  ISBN 978-85-85466-60-2

  1. Índios – Literatura infantojuvenil I. Laurabeatriz. II. Título.

96-2080   CDD-028.5

Índices para catálogo sistemático:
1. Índios: Literatura infantojuvenil 028.5
2. Índios: Literatura juvenil 028.5

34ª reimpressão

Todos os direitos desta edição reservados à
EDITORA SCHWARCZ S.A.
Rua Bandeira Paulista, 702, cj. 32
04532-002 — São Paulo — SP — Brasil
☎ (11) 3707-3500
www.companhiadasletrinhas.com.br
www.blogdaletrinhas.com.br
/companhiadasletrinhas
@companhiadasletrinhas
/CanalLetrinhaZ

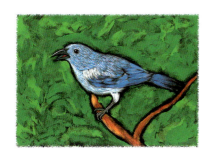

*À Gabriela, à Beatriz e ao Lucas,
que crescerão índios a despeito da própria cor.*

*À Tania,
que me assumiu a despeito da diferença.*

A todos, com amor!

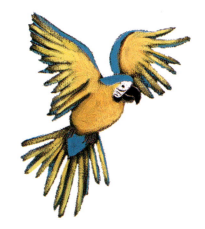

Sumário

Introdução 9

1. Conto: O menino que não sabia sonhar 11

2. Crônicas e Depoimentos 33
   - É índio ou não é índio? 34
   - Japonês, chileno ou índio? 35
   - Índio come gente? 35
   - Conversa com crianças 36
   - Índio nietzschiano 37
   - Educação e arte 38
   - Meus tempos de criança 39
   - O que fazer com os mosquitos? 40

3. Os povos indígenas no Brasil 41
   - Informações gerais 42
   - Do Pará ao Brasil 45
   - Diversidade linguística 46
   - Diversidade cultural 47
   - Os problemas atuais dos povos indígenas 60
   - Classificação dos grupos 62
   - Glossário 65
   - Bibliografia básica 67

O autor 69
A ilustradora 70

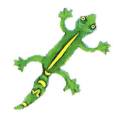

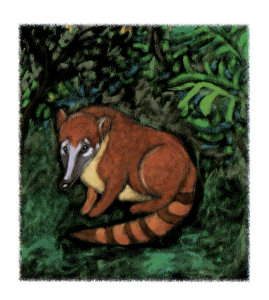
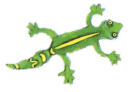

Introdução

Neste livro estão reunidos um conto, algumas crônicas e informações sobre os povos indígenas do Brasil. O título do livro é uma provocação aos leitores, pois hoje em dia não se fala mais em "índio", mas em "indígena", uma palavra que significa "nativo" e é a melhor forma de se referir às pessoas que pertencem a um povo ancestral.

Na primeira parte há um conto ambientado no seio do povo Munduruku, do qual faço parte com muito orgulho. Nele, a partir da figura de uma criança que será preparada para ser o líder religioso da comunidade, são fornecidas algumas informações sobre essa gente que mora no estado do Pará. O que se conta são os caminhos que ela terá que percorrer para alcançar sua formação especial. No final do volume (p. 65), o leitor encontrará um glossário com todos os termos em munduruku que aparecem no conto.

Na segunda parte, relembro alguns casos que ocorreram comigo quando cheguei a São Paulo. Neles, deixo que as pessoas olhem para mim e se vejam, e a partir daí eu narro um espanto maravilhoso. São crônicas que pretendem revelar questões bem presentes no dia a dia das pessoas: como eu vejo o índio que chega a minha cidade? Como o índio vê a cidade onde eu vivo? Será que eles são selvagens? Será que comem gente? Será que têm alma?

Não farei nenhum comentário sobre essas crônicas, deixando que o leitor tire suas próprias conclusões. Preferi, em vez de analisá-las, rir com elas, acreditando que quem as ler rirá também: da situação, de mim e de si mesmo. Bom proveito!

Na última parte, procurei mostrar a diversidade existente entre os vários povos indígenas, dando informações sobre a língua, hábitos e costumes, bem como uma bibliografia básica sobre o assunto.

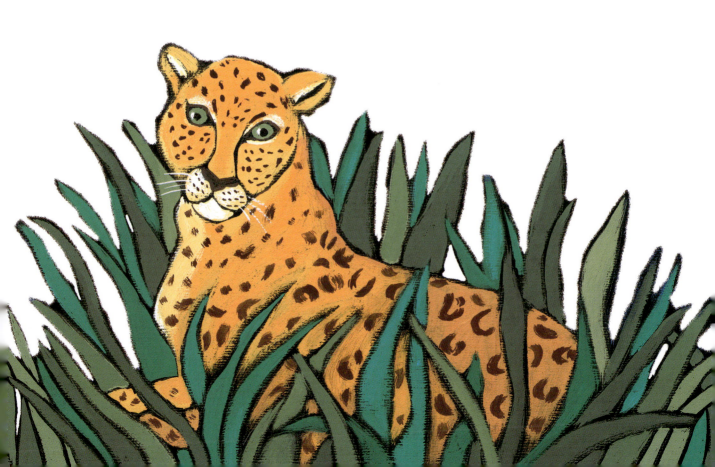

[1]
Conto

O menino que não sabia sonhar

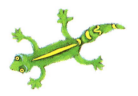

O ESCOLHIDO

O pajé olhou com muito amor aquela criança que acabara de nascer. Sorriu e pensou na grande tarefa que teria pela frente: educar o menino na arte da pajelança, na tradição de seu povo, na religião. Ele o ensinaria a falar com os espíritos dos antepassados, a conduzir o seu povo na sabedoria, retidão e justiça, assim como o próprio pajé fazia havia anos.

O menino seria o herdeiro e o guardião da cultura que atravessou os séculos, passada de geração a geração pela memória dos antepassados, que contavam as histórias da criação do mundo; por meio dele os antepassados falariam ao povo e este obedeceria ao comando da sabedoria do guardião.

O velho pajé, ao ser despertado de sua reflexão por alguém que o chamava, sorriu um riso iluminado e feliz, e olhou com esperanças o futuro de seu povo.

Chegando a sua *uk'a*, o pajé chamou os pais do menino e lhes disse:

— Meus parentes, ouçam com atenção o que lhes vou dizer: a alegria reina em meu coração, pois os espíritos de nossos sábios que nos antecederam sorriram para mim. Em meus sonhos eles disseram que nosso povo será perpetuado graças à criança que hoje nasceu. Ela é uma bênção dos céus para o nosso povo. Ela será grande, um grande espírito que falará com sabedoria. Para isso é preciso que vocês concordem com a educação que pretendo passar a ela.

Os pais se entreolharam e sorriram, pois sabiam que isso fazia parte da tradição milenar. Sabiam que não podiam recusar o pedido do pajé para não desarmonizar o universo. Então responderam ao velho:

— Nosso filho é filho desta nação e nós também somos filhos desta nação, portanto não podemos nem queremos contrariar a vontade do nosso criador. Seja feita a vontade Dele. Concordamos. Entregaremos nosso filho quando chegar a hora.

Dito isso, se retiraram da presença do pajé, que permaneceu em sua *uru* afirmando que iria sonhar e agradecer aos antepassados.

A NOMINAÇÃO

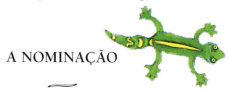

Karu Bempô, o pajé, viu a criança nascer e crescer embalada pelo colo amoroso da mãe. Vez por outra ele ia até a *uk'a* de Kaxi e ficava muito tempo a contemplar o rosto meigo do afilhado e discípulo. Lembrava o dia em que dera o nome de Kaxi para o pequeno numa cerimônia que acontece anualmente. Foi um nome inspirado pelos antepassados em um sonho. Recorda-o com nitidez: achava-se no meio da mata coberta pelas grandes copas das árvores. Estava muito escuro e ele não conseguia ver por onde andava. Sentou-se para descansar e sentiu a presença dos espíritos superiores, que lhe disseram: "Esteja atento, que as copas se abrirão e delas sairá o nome do menino". Em seguida viu-se sozinho e um pouco confuso por causa do que ouvira, porém não ficou preocupado, porque sabia que os espíritos jamais o haviam deixado sem resposta. Continuou a caminhar floresta adentro. De repente, estancou, pois percebera um estranho *kabido* soprando acima de sua cabeça. Olhou para

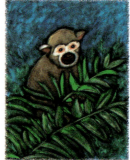

O MENINO QUE NÃO SABIA SONHAR

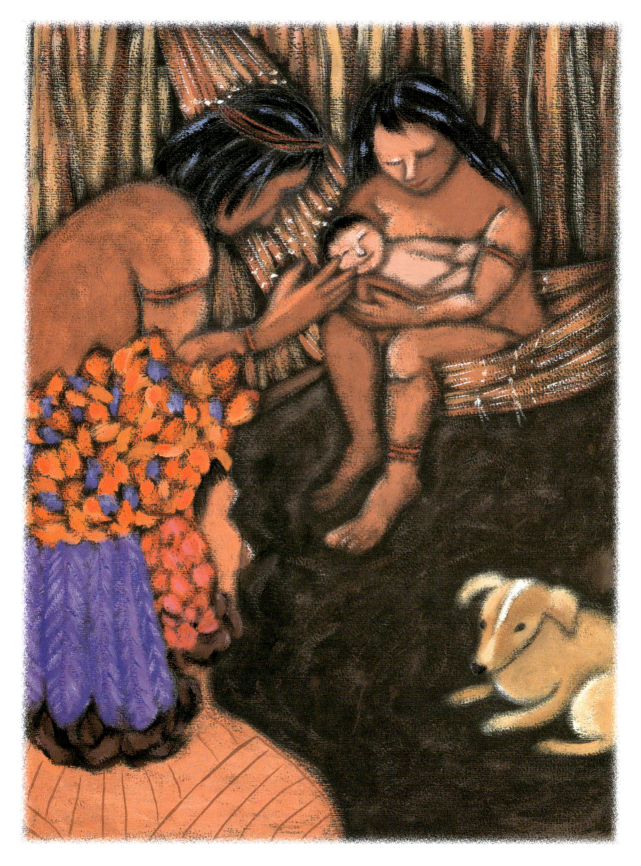

cima e o que viu mostrou-lhe quão grande é a sabedoria dos antepassados. Viu a lua, com todo o seu brilho, como se estivesse sorrindo e dizendo-lhe: KAXI, KAXI. Então seria esse o nome do menino, Kaxi, a lua que brilha sobre os homens.

Na cerimônia em que batizara o garoto, Karu Bempô falou:

— Há muitas forças negativas que querem exterminar o nosso povo, a nossa cultura. Os *pariwat* vêm até nós com as promessas na ponta da língua. Prometem manter nossa tradição e nossos costumes, dizendo que são nossos *oboré*, que gostam dos índios, que somos os mais importantes habitantes desta terra e os verdadeiros brasileiros, mas o que fazem é sempre o contrário do que falam: destroem nosso povo e nossa cultura. Eles chegam com suas máquinas de problemas dizendo serem máquinas do progresso, trazem máquinas que falam e cantam mas não ouvem nosso cantar, vêm com seu papel que fascina e que chamam *ibubutpupuat* querendo comprar a alma do nosso povo. Prometem aparelho que mostra a cultura do povo deles para a gente acreditar que são melhores que nós. Começaram a nos enganar com essas promessas, e trouxeram a dor, a divisão, a inimizade para o seio de nossa gente. Poluíram nosso *idibi*, derrubaram o espírito de nossas árvores, expulsaram nossa caça. Hoje, temos que andar muitos quilômetros se quisermos comer carne boa, carne dos nossos animais: *bio, dapsem, dajekco, daje, hai, poy-iayu, pusowawa*. Temos que navegar para outros rios, se quisermos comer peixe bom, pois eles estragaram as margens do nosso Tapajós, fazendo nossos peixes irem procurar refúgio em outras águas; espantaram nossos *wasuyu: paro, parawã, uru, koru, aro, pukaso, ajora*. Mesmo assim continuamos a viver, a crescer. A cada ano nosso povo cresce e se fortalece. Nossa tradição nos ensina a lidar com a destruição trazida pelos *pariwat*.

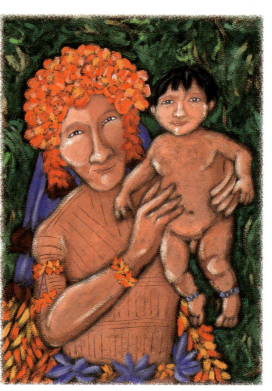

O pajé, emocionado, parou de falar por um instante para, em seguida, concluir:

— Nosso povo não está e nunca estará terminado. Não adiantará o homem branco nos exterminar, querer nos matar, pois nós renasceremos das cinzas se preciso for para mantermos nossa história e a memória de nossos irmãos que já morreram. Deixem que eles nos imaginem à míngua e proclamemos bem alto que se um dia houver um último pôr do sol para os homens, nós, os filhos da terra, estaremos sentados sobre os montes para vê-lo acontecer.

Dito isso, o pajé ergueu o pequeno Kaxi e o apresentou à comunidade como seu sucessor, aquele que seria o tutor do povo Munduruku após a sua união com os antepassados.

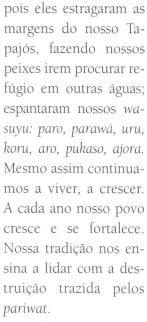

O MODO DE VIDA

Kaxi foi crescendo e passando a participar da vida social da aldeia Katõ. Até os cinco anos andava sempre muito próximo de sua *ixi*, que o levava a toda parte. Na época das *muba'at* aprendia com o pai a manusear os produtos da natureza que podiam protegê-lo quando chegasse a hora de sair de casa sozinho. Aprendia, também, a coletar *ixiwe*, *kio'uk*, palhas para confeccionar os *ictius* que as mulheres usariam no transporte de frutas, mandioca e outros produtos. Os pais ficavam espiando para ver se ele confeccionava os *ictius* de maneira correta. Quando isso não acontecia, e o pequeno Kaxi se atrapalhava todo com os nós que precisava dar nos cipós, todos riam a valer, enquanto os mais velhos explicavam pacientemente o processo para o menino. Kaxi, certa feita, perguntou ao pai:

— *Bay bay*, por que é que quando chove todos nos reunimos aqui para aprender a fazer artesanato?

— *I'it*, a gente fica aqui porque a *muba'at* não permite que a gente saia para *pigãgãm* ou caçar, ou que sua mãe vá à roça tirar a *musukta* para fazer farinha. Quando chove, o rio sobe e os peixes se escondem entre as raízes das árvores, e fica difícil encontrá-los. Os animais também fogem das águas do rio, procurando se abrigar em lugares secos. Por isso, eles às vezes ficam muito longe de nós e passa a ser perigoso para qualquer homem se aventurar mata adentro a fim de caçar. Quando chove, as mulheres também ficam em casa cuidando dos afazeres domésticos, pois, nesta época do ano, as cobras vão para os roçados e podem atacar as pessoas.

— Então é por isso que temos menos comida nesta época do ano?

— Exatamente. Nesta época, a comida tradicional, que é a caça e a pesca, escasseia, e aí temos que recorrer à comida do *pariwat* ou nos alimentar com o que está ao nosso alcance, isto é, a farinha, frutas e as nossas pequenas criações, como a *sapokay*.

Quando não estava aprendendo a fazer artesanato e enquanto estiava por um momento, Kaxi se punha a brincar com outras crianças de sua idade ou com seus irmãos menores. Pegava seu arco e flecha em miniatura — que fazia questão de dizer que ele mesmo fabricara — e promovia uma espécie de torneio entre *bekitkit* a fim de testar a pontaria entre elas.

Na época da seca ou na meia-estação — entre abril e setembro —, Kaxi acompanhava sua *ixi* no plantio de *musukta*, *wexik'a*, *akoba*, milho, cará, *kagã*, entre outras. Naturalmente isso acontecia após a coivara, trabalho masculino que consistia na derrubada e queimada de um pedaço de terreno a que a comunidade chamava de roça. Cada roçado tinha um dono cuja tarefa era o plantio dos meios necessários à sua sobrevivência e de sua família.

Num desses dias de queimada, Kaxi, observando tudo tristemente, virou-se para sua *ixi* e perguntou-lhe:

— *Ixi*, é preciso mesmo derrubar tantas árvores para plantar *musukta* e outros alimentos? Elas parecem estar chorando de tristeza...

— Kaxi — disse-lhe a mãe —, a natureza sofre quando as pessoas a destroem por maldade. Nós não temos outra saída. Se não derrubarmos algumas árvores para fazer nosso roçado, acabaremos morrendo de fome,

HISTÓRIAS DE ÍNDIO

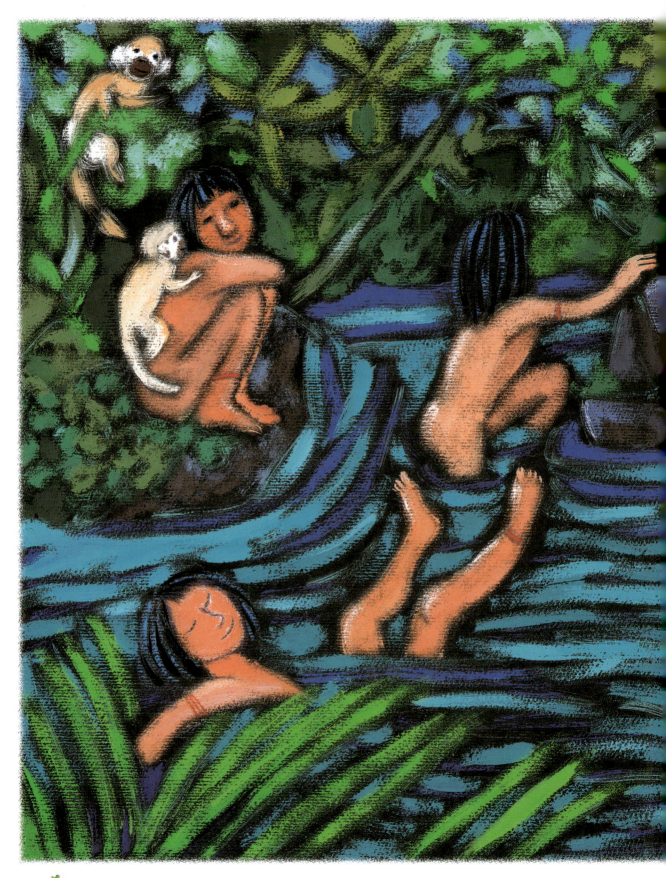
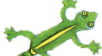

O MENINO QUE NÃO SABIA SONHAR

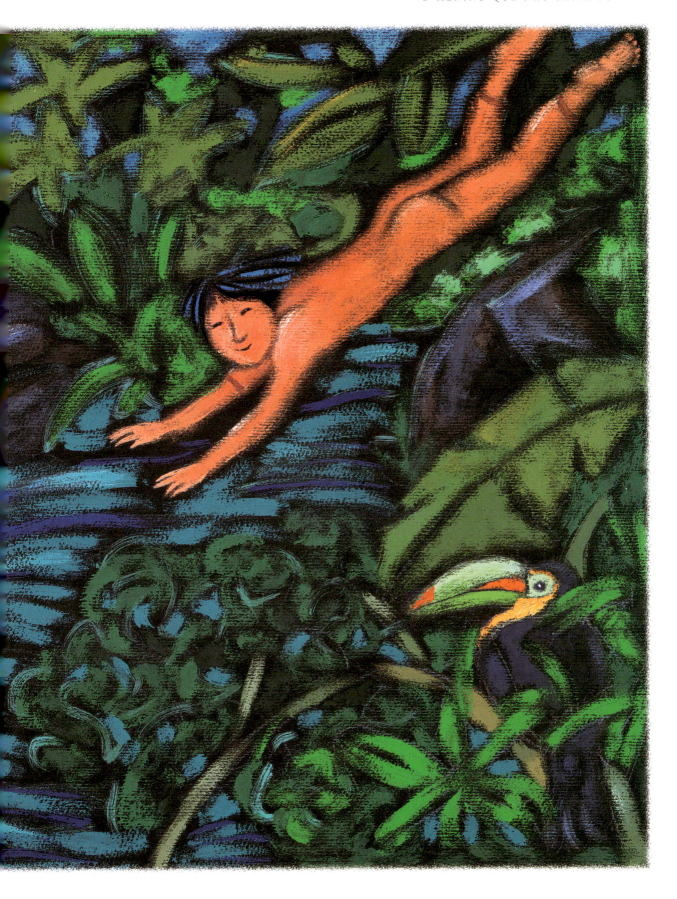

pois precisamos nos alimentar. Se nós plantarmos nosso alimento sob as árvores, não haverá sol para aquecê-los, e eles não crescerão e não ficarão fortes. A vida precisa de sol e de água para manter-se. É por isso que plantamos agora, enquanto há sol, pois logo, logo virá a chuva para fortalecer nossas plantações. Não se preocupe, pequeno Kaxi, a mãe Natureza sabe que nós não estamos fazendo isso por maldade, e sim por necessidade de sobrevivência.

Enquanto as mulheres cuidavam da *ku* e das tarefas domésticas, os homens se ocupavam das atividades de caça e pesca, coivara, artesanato em que confeccionavam os arcos e flechas que usariam nas caçadas e pescarias. Eles os usariam também, se preciso fosse, para a defesa da aldeia contra eventuais inimigos. Além disso, os homens se reuniam diariamente, nos fins de tarde, para conversar sobre política, sobre os feitos maravilhosos dos heróis criadores da humanidade. Contavam muitas piadas e riam bastante uns dos outros. Esse era um povo muito alegre e cheio de disposição para viver e conviver com a natureza numa harmoniosa sinfonia cósmica.

Kaxi participava sempre das conversas entre os homens e, desde criança, se punha a ouvir com atenção a história do contato entre brancos e índios, que resultou em muitas desgraças para a sua gente. Percebia que o rosto dos adultos ficava sério quando falavam desse assunto. Um espírito de tristeza pairava sobre os presentes quando narravam as atrocidades que os *pariwat* cometiam contra os *baripnia* de outras nações só porque queriam se apossar das riquezas que havia no chão sagrado deles. Ouvia dizer que existiam pessoas que eram amigas dos indígenas e que os defendiam com palavras contra os inimigos dos povos indígenas. Aprendeu que os líderes da aldeia procuravam se relacionar com essas pessoas amigas, a fim de que ajudassem a combater os invasores do chão sagrado do povo Munduruku. É bem verdade que Kaxi não entendia a gravidade dos relatos e muitas vezes dormia no colo de seu pai até o dia seguinte.

Algumas vezes Kaxi acompanhava as mulheres em suas andanças pelo mato atrás de folhas para fazer remédio. Passou, por isso, a conhecer com cada vez mais profundidade as propriedades de cura das plantas e ervas que o povo consumia. Descobriu que existia uma espécie de planta para cada tipo de doença, tanto de homem quanto de mulher. Aprendeu a respeitar a natureza porque via nela um coração bondoso que oferecia a cura para todas as doenças. Começou a conversar com ela, compreendê-la em suas intenções, e ouviu seus desagravos às pessoas que a utilizam para satisfazer interesses pessoais. Criou uma forte amizade com as árvores e plantas, e prometeu-lhes cuidar delas de todo o seu coração.

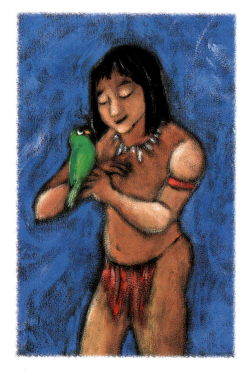

Kaxi também não se esquecia das outras crianças, e com elas brincava boa parte do dia. Logo pela manhã ele se juntava a outros meninos — pois os meninos sempre andavam juntos —, e iam até o igarapé nadar, brincando ou competindo para aprimorar a coordenação motora. Os pais das crianças as incentivavam a agir dessa maneira, pois era uma forma de desenvolver os movimentos do corpo, treinar a agilidade corporal e aprender a viver em grupo.

Após o banho e a brincadeira, ele devia se ocupar de alguma tarefa com a mãe ou o pai. Não havia uma hora definida para começar essa atividade, uma vez que Kaxi tinha percebido que os mais velhos diziam serem eles os senhores do tempo e não possuírem nenhum controlador do tempo — que ele descobriu mais tarde se tratar do *kaxinug*, usado pelo homem branco para marcar as horas. Às vezes, saíam bem cedinho para a roça ou para a caça e pesca, outras vezes iam só na parte da tarde e outras, ainda, não iam a lugar nenhum, preferindo ficar em casa, conversando e pitando.

Quando voltavam dos seus afazeres, mais uma vez as crianças se reuniam e contavam o que tinham feito. Um contava que tinha ido pescar com o pai, outro, que tinha ido à roça com a mãe, carregado o cesto com mandioca para a casa de farinha, outro ainda dizia ter ralado mandioca para fazer o beiju ou jogado massa no tipiti. Depois de todos terem falado sobre suas atividades, iam até o rio e tomavam um gostoso banho, não sem fazer um grande alarido imitando *wasuyu*, *poy'iayu* ou outros bichos que eles conheciam.

Após o banho todos se reuniam em torno da fogueira que era acesa no meio do terreiro e passavam a conversar. Kaxi, pela simples observação, conseguia entender que estava sendo instruído no modo de vida de seu povo. Recordou que, um dia, seu pai lhe dissera que os brancos aprendem o seu modo de ser indo a um lugar a que chamam de escola,

onde ficam sabendo tudo o que precisam sobre sua cultura, e isso lhes dá prestígio e poder sobre os demais homens. Kaxi achava estranha essa maneira de aprender, uma vez que as crianças não andavam pela floresta, não imitavam os pássaros, não sabiam fazer arapuca

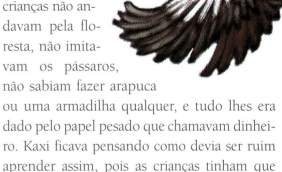

ou uma armadilha qualquer, e tudo lhes era dado pelo papel pesado que chamavam dinheiro. Kaxi ficava pensando como devia ser ruim aprender assim, pois as crianças tinham que ficar longe dos pais e nunca conheceriam a *jexeyxey*.

Durante a noite, Kaxi ouvia todas as histórias que o pajé contava sobre o início da civilização. Muitas vezes, ou melhor, quase sempre, já que os mais velhos não tinham hora para interromper a conversa, adormecia no colo de sua mãe.

OS RITUAIS RELIGIOSOS

À medida que crescia, Kaxi ia sendo iniciado nos costumes tradicionais de sua aldeia. Falava a gíria — expressão que os *pariwat* usam para se referir à língua do seu povo —, caçava, pescava, plantava e colhia junto com os adultos. Aprendia sempre mais sobre a história dos antepassados, sobre todas as guerras travadas entre as várias nações, sobre as pinturas e tatuagens corporais, sobre tudo aquilo que integrava a cultura de sua nação.

Kaxi percebia, sobretudo, os vários rituais que aconteciam na vida da aldeia. A maio-

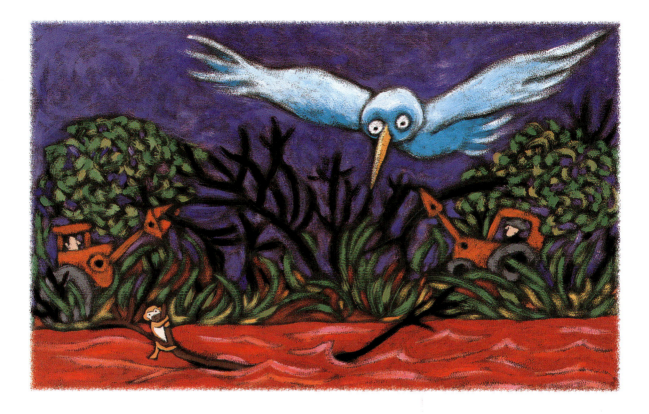

ria desses rituais era dirigida pelo pajé: nominação das crianças — o batismo, como era chamado pelos missionários que Kaxi conhecera —, cura de doenças graves, ritos de purificação, cerimônias de casamento, ritos de iniciação dos jovens na vida adulta e, principalmente, o momento solene do enterro dos mortos. Aprendeu que a cada etapa da vida deve-se passar por um ritual de introdução a fim de que seja possível alcançar as graças da comunidade, comprovar a preparação para a nova fase de vida, demonstrar capacidade de sobreviver sem a presença dos pais e, sobretudo, receber as graças de Deus.

Não dava para não ficar impressionado com o impulso religioso do povo mesmo fazendo parte dele. Kaxi, nos seus dez anos de idade, considerava extremamente bonita a índole do seu povo quando se tratava de venerar o espírito dos antepassados, de resgatar os ideais míticos, de alcançar o estado de êxtase e de tornar-se um espírito cheio de sabedoria. Era assim que Kaxi se sentia quando participava dos rituais: em êxtase!

Kaxi já acompanhava alguns rituais desde o momento em que se entendera por gente. Vira muita coisa, mas compreendia pouco do que via. Foi em virtude de sua curiosidade que Kaxi se aproximou do seu padrinho, Karu Bempô.

Um dia, após a sessão de cura do pajé, Kaxi se aproximou dele e perguntou à queima-roupa:

— Padrinho, o que o senhor estava fazendo no corpo daquela mulher? Por quê?

O pajé, cansado em consequência do trabalho que realizara, sorriu para o menino e lhe disse:

— Pequeno pajé, passe amanhã em minha *uk'a*. Antes, porém, vá até o mato e traga algumas folhas de fumo para mim.

Kaxi respondeu:

— Amanhã estarei lá quando o sol se encontrar no seu ponto mais alto.

Naquela noite, Karu Bempô teve o presságio de que estava chegando a hora de começar a preparar o garoto para a missão que o esperava. Ele chegou a isso por meio de um sonho estranho.

O pajé sonhou que era uma grande ave e sobrevoava a Amazônia. Durante o voo teve a oportunidade de ver grandes clareiras na mata, viu máquinas que comiam as árvores, viu as águas do rio ficarem avermelhadas devido aos líquidos que os brancos jogavam na água; viu a mata chorando e o espírito da floresta sangrando por causa da dor. Visitou vários povos amigos e inimigos, e viu a deterioração cada vez mais adiantada da cultura daqueles parentes. Voou para junto de seu povo e o viu desnorteado pela aproximação de brancos que insistiam em manter novos contatos. Viu sua gente fugindo de sua terra, largando o solo sagrado dos antepassados em razão do medo e da ausência de um espírito que fortalecesse o povo e lhe desse coragem de lutar pelo chão. O velho pajé, metamorfoseado em ave, aproximou-se mais do solo e viu a si mesmo agonizando e incapaz de auxiliar sua gente. Assustado, o pajé espantou-se de seu sonho e acordou. Ergueu-se da rede, caminhou até o terreiro, fixou cada uma das casas construídas de forma artesanal e chorou, chorou pela alma das árvores derrubadas sem direito a defesa. Retornou à sua rede e sentiu que chegara a hora de preparar o espírito de Kaxi para ajudar o povo a lutar.

No dia seguinte, ao meio-dia, Kaxi postou-se em frente à *uk'a* do pajé e o aguardou. Ele sabia que jamais uma criança pode apressar um ancião e que cabia a ele esperar o tempo que fosse necessário.

Pouco depois, o pajé o chamou para entrar. Kaxi sentou-se, enquanto o pajé andava pela casa jogando baforadas de fumaça como se estivesse purificando o espaço. Lá dentro ardia um fogo constante e monótono.

Karu Bempô aproximou-se de Kaxi e, depois de lançar algumas baforadas sobre o menino, disse-lhe:

— Pequeno pajé, é hora de contar-lhe um segredo ainda não revelado a você. Estamos vivendo um momento delicado e perigoso. Nosso povo corre um sério risco, o de não ter continuidade. Há pessoas que querem acabar com a nossa cultura roubando as riquezas que enfeitam os cabelos de nossa mãe Terra. Para elas, o que existe sob a terra é para explorar e assim ganhar riquezas materiais. Os *pariwat* não compreendem que estão rasgando o coração de nossa mãe quando abrem clareiras nas matas a fim de conseguir ouro. Para eles nossa mãe não tem valor.

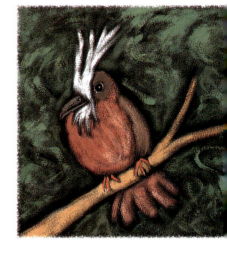

Depois de uma pausa, o ancião continuou:

— Você sabe que nosso povo sempre foi amistoso com os *pariwat* e sempre procurou ajudá-los no que foi possível. Isso enfraqueceu nosso espírito guerreiro, pois os homens brancos se aproveitaram da nossa fraqueza e acabaram contaminando nossa gente, criando rivalidades. Nosso povo está sofrendo. Precisamos de alguém que tenha a sabedoria dos velhos, dos espíritos antepassados, e a juventude do guerreiro, e possa ir ajudando nosso povo a resistir com bravura. Os espíritos dos antepassados o escolheram para ser esse líder. Mas não precisa assustar-se, porque não será tão imediatamente assim. Irá demorar um pouco, porém você precisa começar sua instrução a fim de saber mais e, acima de tudo, aprender a sonhar.

Kaxi ficou parado sem saber o que falar ou pensar. Nos seus poucos anos de vida, já ouvira falar das coisas que o pajé tinha mencionado, pois sempre participara das conversas dos adultos, mas tinha muitas dúvidas. Sabia, no entanto, que quando um pajé fala, por intermédio dele estão falando os espíritos dos antepassados. Portanto, havia verdade no que dissera o velho sábio.

— O que tenho que fazer? — acabou perguntando o jovem.

— A partir de agora você ficará sob minha guarda. Serei seu guia e lhe passarei o conhecimento necessário para enfrentar tudo com coragem e certeza.

— E meus pais?

— Seus pais já sabiam que isso iria acontecer.

— E por que eu?

— Não sei — disse secamente o pajé. — Nosso destino não é determinado por nós mesmos. Somos guiados pelos nossos antepassados e, muitas vezes, exigem-nos coisas que não entendemos.

— E eu tenho condições para me tornar um líder? — perguntou, curioso.

— Todos têm. Aprender não é difícil. É mais difícil dispor-se a aprender e a aprender direito, com vontade, e saber que o que se faz não é para si mesmo e sim para toda uma comunidade que confia em seu trabalho.

Depois desse curto diálogo, Kaxi levantou-se, olhou carinhosamente para o pajé e disse:

— Estou pronto, padrinho, que seja como querem os espíritos.

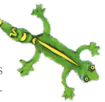

A INICIAÇÃO

O pajé é um chefe religioso. É ele quem preside os rituais mais importantes da aldeia, pois está investido de um poder que não é dele, mas das forças cósmicas que atuam por meio dos antepassados. Quem ouve o pajé, ouve o próprio Deus, aceita e segue seus conselhos. O pajé é uma grande energia presente na aldeia. Sem o pajé a comunidade se enfraquece, já que não terá o alicerce que mantém o equilíbrio das forças espirituais. Sem pajé fica faltando a sabedo-

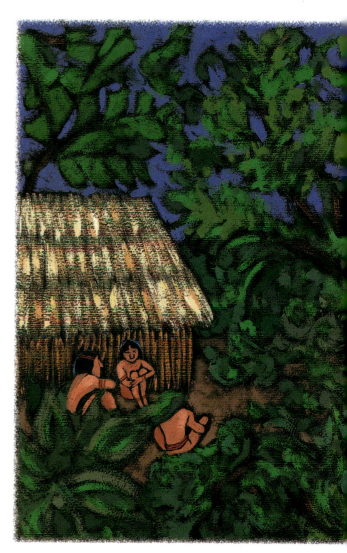

ria dos anciãos, e a aldeia se divide. Você foi escolhido para ser pajé a fim de dar continuidade à tradição secular do nosso povo. Caberá a você querer essa orientação. Foi dessa maneira que o pajé iniciou o menino na arte da pajelança.

A partir daquele dia Kaxi passou a acompanhar o pajé em todos os cantos aonde o líder religioso ia. Muitas vezes ficava dias e dias na casa dos homens sozinho a pensar sobre os ensinamentos do pajé. Karu Bempô lhe dissera que muitas vezes era preciso ficar em silêncio se quisesse aprender a falar com os espíritos e ser instruído por eles.

Kaxi aprendia a cada dia coisas novas e agora, com doze anos, era o momento de passar pelo ritual da maioridade. Teria de provar às pessoas de seu povo que já era um homem, que estava pronto para o matrimônio, que já era um guerreiro. O pequeno pajé, apelidado de Lua Pequena pelas outras pessoas da aldeia, sabia que também isso fazia parte da tradição de seu povo e, mesmo que tivesse sido escolhido, ainda assim fazia parte da família a que pertencia. Teria de passar por esse teste de maturidade para poder ganhar status de adulto, de homem responsável, corajoso e maduro. Sabia que isso lhe daria maior desenvoltura na comunidade e as pessoas passariam a ter respeito por ele.

Durante um mês inteiro, ele e mais vinte e quatro ficaram totalmente isolados da aldeia, em retiro na casa dos homens, onde eram iniciados pelos pais e padrinhos na arte da caça, pesca e sobrevivência na mata. Kaxi sabia que o teste consistia em permanecer alguns dias sozinho na floresta e dela tirar a sobrevivência necessária para vencer a prova e voltar para casa como um bravo, trazendo nas mãos alguma caça grande que depois se tornaria alimento para todo o povo. Kaxi sabia que nem todos conseguiam realizar esse intento na primeira vez e que teriam que voltar para a floresta outras vezes até receber as honras de guerreiro.

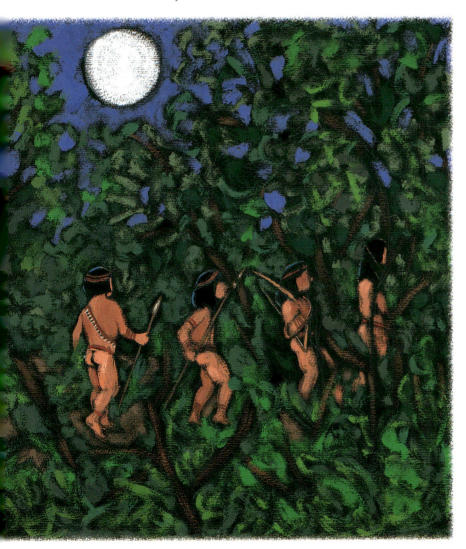

Passado o mês do retiro, os vinte e cinco adolescentes colocaram-se no centro da aldeia e, por um dia inteiro, ficaram a cantar e dançar anunciando a sua partida para a floresta.

Ao despontar a lua, já quase de madrugada, os homens se reuniram e o cacique da aldeia assim se expressou:

— Bravos guerreiros, a lua está alta no céu. Isso é um bom presságio. É hora de novos guerreiros saírem para a floresta e enfrentarem a sobrevivência sozinhos para provar que são dignos de pertencer a esta nação. Encontrarão muitos perigos e armadilhas feitas pela mãe Natureza a fim de testar a capacidade de resistência deles. Lembrem-se, no entanto, que a Natureza é nossa irmã e não nossa inimiga. Caberá a vocês apelar a ela de forma correta, e ela não lhes deixará sem resposta. Vão com o Grande Espírito que anima nossa luta, vão com coragem e que Deus os acompanhe.

Após as palavras do cacique pairou um silêncio ensurdecedor sobre a aldeia, e os jovens iniciandos perceberam que era o momento de partir. Todos entraram na mata sem sequer olhar para trás a fim de não ver os olhos das mães lacrimejando de felicidade.

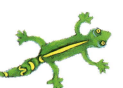

NA FLORESTA

Nos primeiros dias de viagem, o grupo permaneceu unido. Mas, à medida que penetravam na floresta, os jovens iam se distanciando uns dos outros. Todos sabiam que a tradição falava da coragem individual do guerreiro e de que, quanto mais sozinhos ficassem, mais coragem teriam, e o Grande Espírito protegeria o guerreiro.

Kaxi desviou-se do grupo e, após seis dias de viagem sem encontrar carne para alimentar-se, percebeu que algo o chamava para uma clareira na floresta. Devido ao cansaço da

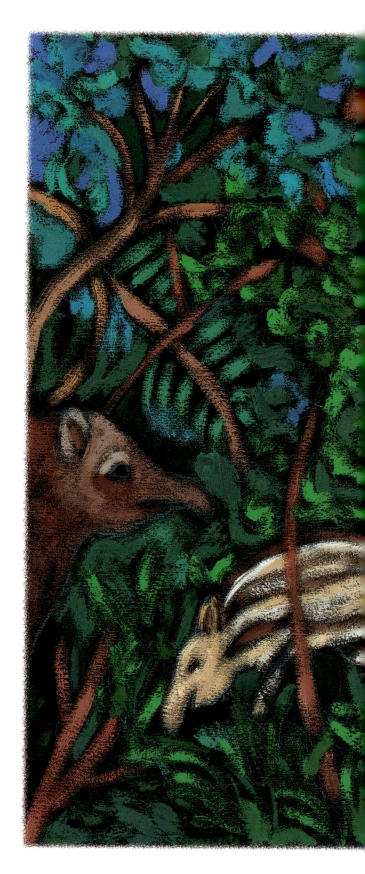

O MENINO QUE NÃO SABIA SONHAR

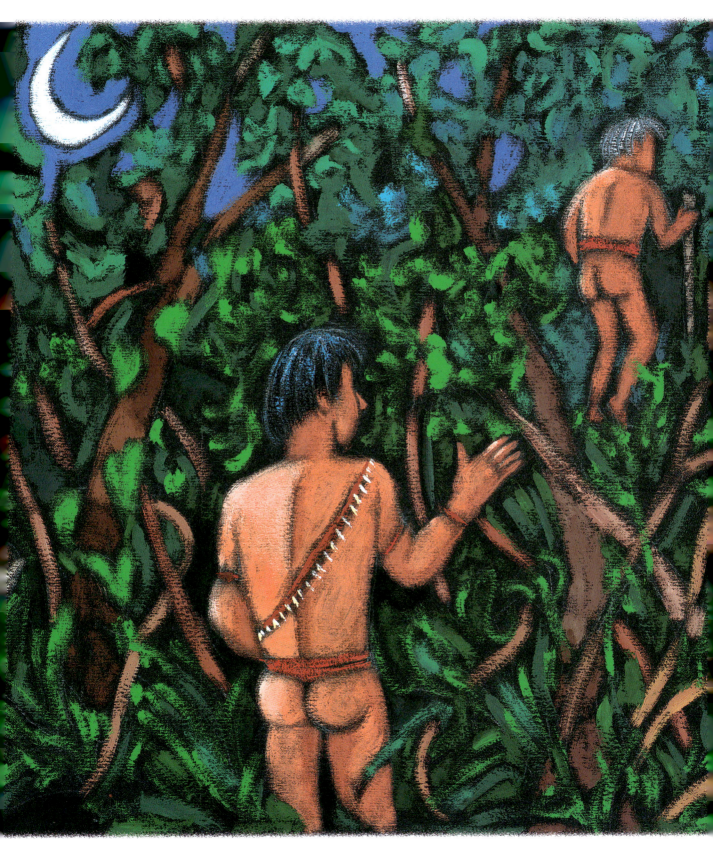

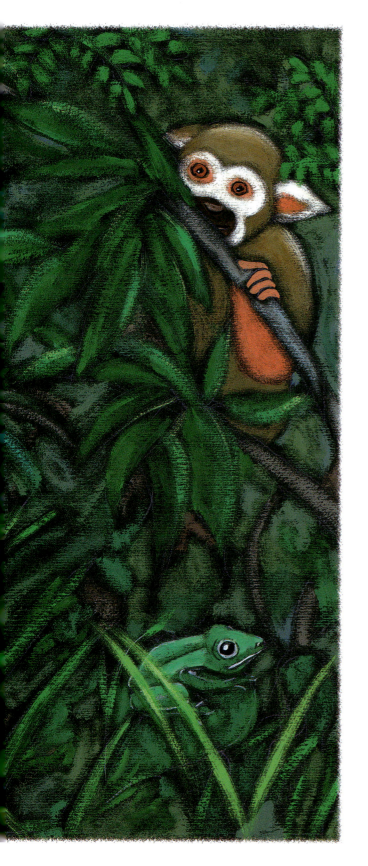

longa caminhada, Kaxi armou sua *uru* entre uma árvore e outra e deitou-se contemplando *kasopta*. Muitas ideias vinham à sua cabeça e ele passou a meditar nas palavras do velho pajé.

Deitado na rede, pensativo, Kaxi passou a recordar o dia em que, alguns anos antes, Karu Bempô lhe dissera que ele tinha sido escolhido para dar continuidade à tradição de seu povo. Teria de ser pajé, continuador do conhecimento da nação, guardião da sabedoria do povo, protetor dos valores seculares guardados na tradição de sua gente. Lembrou-se das palavras do pajé: "Para ser um bom pajé é preciso saber sonhar". E de que naquele dia respondeu ao velho: "Eu não sei sonhar".

Com os olhos cerrados, Kaxi lembrava o diálogo travado em seguida:

— Sonhar se aprende. Todo mundo sonha, mas poucos sabem o que sonham e menos ainda sabem interpretar o que sonham. Você já sonha. É preciso apenas que eu lhe diga como interpretar os sonhos e para isso vou lhe fazer um remédio, a fim de que você possa guardar na memória os sonhos que tiver.

Kaxi recordava que o remédio que o pajé lhe fizera era bem simples: ele tinha ido à floresta procurar os caminhos das antas e, sem maltratá-las, recolhera suas fezes num pequeno recipiente; depois as deixara secar ao sol durante alguns dias até que ficaram bem enxutas; em seguida, o pajé passou a aplicá-las na cabeça de Kaxi. Enquanto fazia isso, o pajé lhe dizia de forma bem mansa:

— Sonhar, meu filho, é a mais antiga forma de aprendizado que existe em nosso povo. Nós resistimos a muitas batalhas porque soubemos ouvir a voz dos antigos, que nos falavam em sonhos. É pelo sonho que nos transformamos, nos metamorfoseamos nos seres da natureza para ver mais adiante, ouvir com clareza, viajar para longe e reconhecer os perigos que nos rodeiam. Sonhar não é um privilégio, é uma necessidade. O pajé é o intérprete oficial dos sonhos na comunidade. Sem ele para dizer o que significam os sonhos sonhados o espírito da comunidade se arrefece, fica fraco e facilmente será vencido pelas forças inimigas.

— Mas, padrinho, se eu nunca consegui interpretar os meus próprios sonhos, como interpretarei os sonhos das outras pessoas?

— Não se desespere, meu rapaz, há tempo para tudo. Um dia, quando chegar a sua hora, você não precisará interpretar nada, pois dominará os símbolos naturais dos sonhos. Será tão prático que nem precisará que as pessoas lhe contem seus sonhos, porque você mesmo os contará a elas. É isso que acontece comigo. Basta que eu olhe para a pessoa e desvendo o que ela andou sonhando. Isso me dá poder, mas me coloca numa situação muito delicada, pois as pessoas chegam a pensar que eu poderei usar esse poder contra elas. Na verdade, e você sabe muito bem disso, há em nossa comunidade pessoas que se dizem pajés por possuírem tal poder, mas utilizam-no para satisfazer interesses pessoais, de dominação. Você deve, portanto, ter cuidado com o uso que faz desse poder. Muitos de nossos antigos pajés usaram desse remédio para aprender a sonhar. Logo, você não é o primeiro a ter essa dificuldade e, certamente, não será o último. É para isso que existem os pajés em nossa cultura; é para fazer com que ninguém nunca esqueça da sabedoria que nos foi deixada por nossos antepassados.

Kaxi não entendeu direito o que havia se passado naquele momento, porém acreditara nas palavras do pajé e passara a acompanhá-lo. Tinha tentado sonhar muitas vezes e quando conseguia sonhar, mas não entendia o

sonho, bastava contá-lo ao pajé e já recebia respostas prontas.

Recordou-se também de um fato ocorrido com ele e o pajé numa noite em que os dois saíram para colher algumas plantas na beira da floresta. Kaxi, que já era um bom conhecedor das plantas, pois aprendera com sua mãe, afastou-se um pouco do pajé a fim de apanhá-las num local mais distante. Quando voltou, percebeu que o padrinho cantava uma melodia triste contando que estava chegando a hora de ele encontrar-se com os espíritos dos antepassados e viver ao lado do Grande Espírito. Kaxi notou, inclusive, uma intensa luz rodeando o pajé enquanto este entoava a canção. Kaxi foi se aproximando de mansinho para ver se conseguia distinguir alguma coisa, mas foi surpreendido pelo chamado do velho, que disse saber que ele estava ali. Quando o menino perguntou como ele adivinhara sua presença, o velho sábio respondeu que não adivinhara e que um pajé nunca adivinha, ele sabe.

— Estou prestes a passar para uma outra realidade. Parto com tristeza por não poder fazer mais pelo meu povo. Sei que irei para junto dos antepassados e continuarei presente entre vocês, mas mesmo assim padeço da tristeza de quem poderia ter feito mais do que fez. No entanto, minha alegria e esperança continuam a existir quando penso que deixarei o povo em boas mãos, pois você tem se mostrado um grande discípulo e amigo, capaz de grandes sacrifícios pelo seu povo. É isso que se espera de um pajé.

Kaxi não quisera entabular conversa com o pajé naquele dia. Sabia que o velho estava triste e não desejava perturbá-lo. No dia seguinte, no entanto, aproximara-se do pajé e indagara a respeito da função de um líder reli-

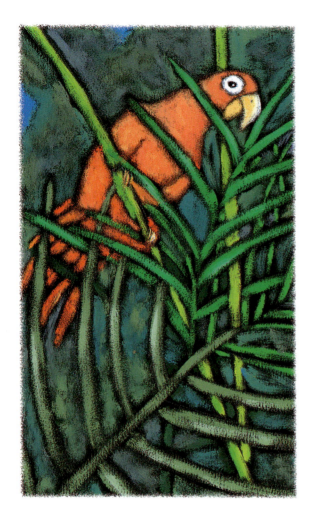

gioso em seu povo. Karu Bempô, com muita paciência, respondera:

— Um pajé é como um redentor, um curador, um médico, um profeta. É alguém que cura as feridas do corpo, pois as doenças são espíritos ruins, *cauxi*, que habitam o corpo do doente. O pajé é, também, o sábio que cura as feridas escondidas no fundo da alma. Ele procura unir o que está desunido; acende a fogueira que está apagada no coração de cada um; fala ao espírito as palavras do Grande Espírito. O pajé, meu filho, é alguém que mostra caminhos. Os *pariwat* acham que o pajé é um mentiroso, um enganador, porque tira da floresta os remédios que curam o corpo da doença. Eles acham que as doenças são fruto de comidas mal digeridas, de cansaço, de preocupação. Eles dizem que o mal vem de fora. Nós, pajés, acreditamos que a doença possui alma própria, que ela é algo que se move por conta própria e que entra no espírito da pessoa para desarmonizá-la e afastá-la do caminho do Grande Espírito, pois é para Ele que todos nós caminhamos.

A rede de Kaxi balançava num ritmo lento, mas constante. Ele só tinha em mente as várias falas que o pajé lhe dirigira antes de partir para a floresta:

— Quando você voltar, não estarei mais aqui, mas meu coração o acompanhará sempre. Enquanto estiver na floresta provando sua coragem, o Grande Espírito virá me buscar e me levará para junto de si. Continuarei a ser seu guardião, pois nosso espírito continua a viver com os outros espíritos num plano mais elevado que este para proteger e ensinar os que caminham nesta vida. Está tudo certo. Você já está preparado. Este é o seu momento.

Kaxi, como acontecia sempre, não entendeu direito o que poderia significar essa despedida. Não sentia a mínima vontade de prosseguir no rito de iniciação para a vida adulta. Sentia-se desmotivado, enfraquecido, solitário. Além disso, ainda não aprendera a *jexeyxey*. Portanto, não se sentia preparado para substituir o sábio pajé. Como dar conta de tamanha responsabilidade?

FINALMENTE, O SONHO

Pensando nisso, o pequeno pajé, cansado devido à caminhada que havia feito e embalado pelo silêncio promovido pela mãe Natureza, como se estivesse sentindo a presença de Karu Bempô a lhe dizer: "Este é

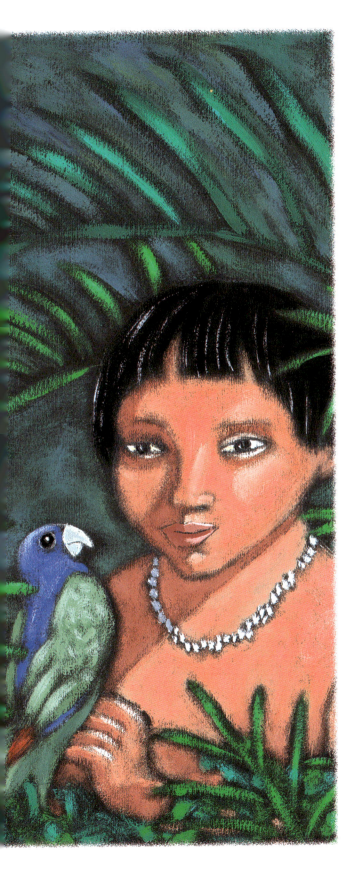

o seu momento", adormeceu e sonhou, e no seu sonho encontrou seu padrinho e mestre, que o foi guiando pelos caminhos do sonho. Kaxi entrou no espírito de uma *jakora*, felino comum na floresta amazônica. Percorreu grande extensão de mata numa carreira desenfreada. Foi até o coração do mundo e viu onde se escondia a caça; foi até o fim do mundo e viu em suas margens homens e máquinas destruindo árvores, cavando o chão, tirando a beleza do solo; em seguida transformou-se em águia e sobrevoou os rios, e inquietou-se. Foi também cobra e rastejou sob as copas das árvores. Entrou no espírito das árvores e ouviu seu lamento, seu choro, sua dor. Elas diziam de sua tristeza por suas irmãs derrubadas pela ganância do homem, que não sabia respeitá-las. Transformou-se em *idibi* para sentir a dor dos rios que lamentavam estarem suas ondas encharcadas de detritos, de lixo, de imundícies.

Kaxi inquietou-se em seu sonho, mas não deixou de ver também a inquietude de seus irmãos de comunidade. Viu que o contato faria de sua sociedade um lugar de morte e dor. Viu muitos irmãos seus usando *doti* para cobrir o corpo, envergonhados de andarem harmonizados com a mãe Terra; viu muitos, com olhos fascinados pela tecnologia do homem branco, ouvindo a caixa que fala e engana; viu a luta de um irmão com outro irmão por causa do papel pesado, razão de cobiça e ganância; viu seu povo com vergonha de acreditar no Grande Espírito e nos seus ensinamentos; olhou no centro de sua aldeia e viu uma cruz, e percebeu que o Grande Espírito tinha sido banido pelos homens de roupa preta e pelas mulheres de roupa branca. Viu muita gente ajoelhada diante da cruz e fazendo fila para receber o Pão; viu seus

HISTÓRIAS DE ÍNDIO

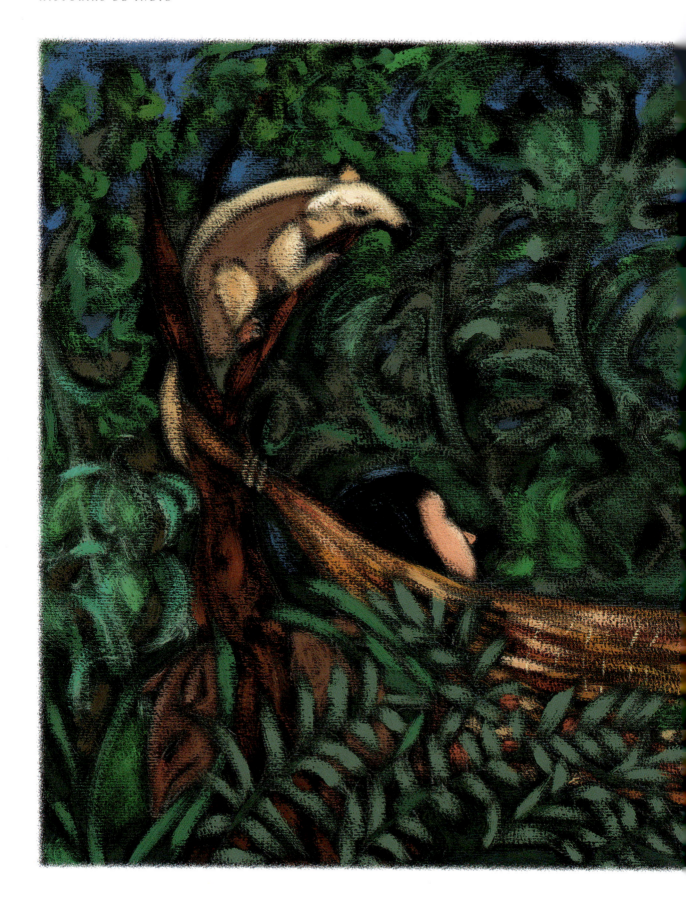

O MENINO QUE NÃO SABIA SONHAR

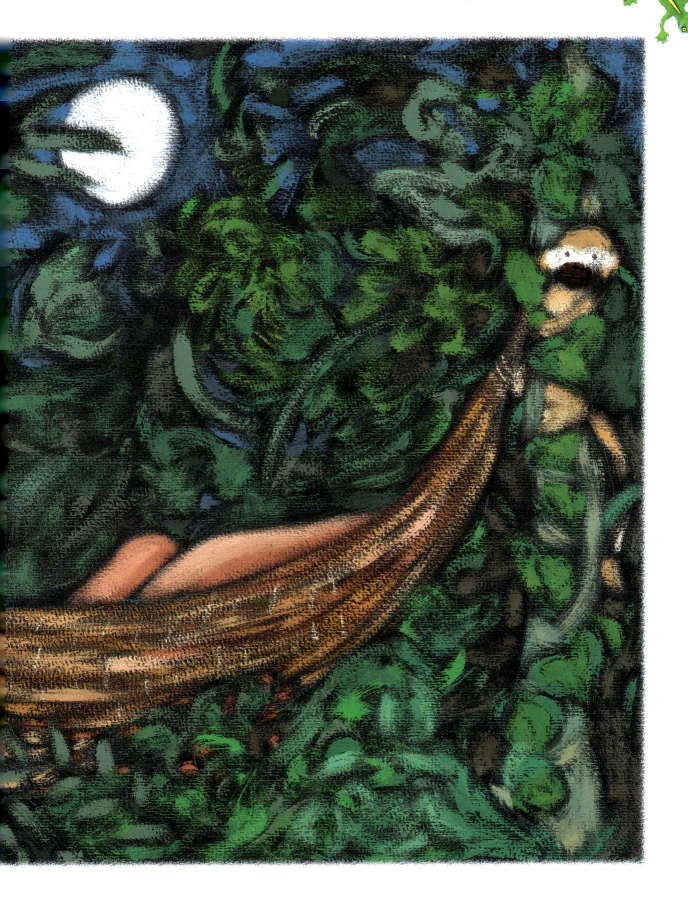

irmãos com medo de morrer porque se sentiam culpados de terem nascido "selvagens". Entrou no corpo de um dos irmãos e ouviu as mentiras do não índio para salvar sua alma.

O pequeno pajé habitou a alma da grande *ekçá*, e o que presenciou o deixou muito triste: viu muitos guerreiros fortes atirados pelo chão por uma água de fogo que os deixava fora de si. Viu homens brancos que traziam essa água e negociavam para comparar suas terras. Na verdade, eles queriam comprar a sua alma.

Kaxi voltou para o seu corpo e ao despertar chorou muito por tudo o que tinha visto. Em seguida sentiu-se fraco e abatido, como se muitos dias houvessem se passado. Sentia fome. Sentia, porém, que agora estava mais preparado e, estranhamente, se sentia com o poder de guardar em sua memória o que havia sonhado, e sentia que podia compreender cada coisa que visualizara em seu sonho.

Nesse momento Kaxi viu um grande clarão na floresta. Em torno dele pairavam no ar luzes maravilhosas. Notou um rosto conhecido a sorrir-lhe. Era Karu Bempô, seu padrinho. Diante de tanta felicidade por se saber detentor de um conhecimento secular, Kaxi sentiu as pernas enfraquecerem e, de repente, tudo ao seu redor pareceu girar até que ele desfaleceu.

Kaxi acordou depois de algumas horas. O cansaço havia desaparecido, a fome não. Tudo isso, porém, não representava nada para aquele pequeno pajé, pois ele sabia que tinha uma grande missão a cumprir junto ao seu povo. Kaxi sentou-se à beira de sua rede e ficou pensando em tudo o que tinha visto e sentido, e percebeu que era uma sensação muito agradável poder visualizar o futuro e ver com clareza os pontos que deveria atacar a fim de cumprir sua missão. Ficou satisfeito consigo mesmo por ter aprendido a sonhar e interpretar o que sonhara. Sentia-se harmonizado, completo e unido ao espírito do velho pajé que havia lhe passado todo o conhecimento que agora possuía.

Com esse espírito de gratidão Kaxi percebeu que estava na hora de retornar para o seio de sua gente. O ritual tinha sido, para ele, um sucesso, pois nele descobrira seu potencial xamânico, sua verdadeira vocação. Mas ainda era preciso encontrar uma caça grande para servir à comunidade como pagamento. Saiu, portanto, à procura dos animais, e logo os encontrou. Havia uma manada de *bio* perto dali e Kaxi caprichou na pontaria, ferindo uma delas bem no coração. Em seguida montou uma pequena padiola a fim de transportá-la. Kaxi, no entanto, ainda sentia fome e precisava saciá-la logo. A uns cem metros dele viu uma pequena cutia à procura de alimento. Kaxi desferiu uma mortal flechada sobre o animal, que caiu desfalecido. Kaxi acendeu o fogo, assou a carne e comeu tranquilo, mas vorazmente. Em seguida colocou seu arco e flecha nas costas, apanhou sua rede e se pôs a caminhar rumo à aldeia. Estava cumprida uma missão, que consistiu no aprendizado com seu querido padrinho Karu Bempô... Teria que iniciar outra bem mais difícil, a de conduzir seu povo rumo ao futuro e à sua sobrevivência.

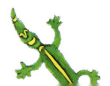

[2]

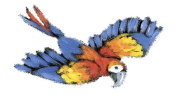

Crônicas
e
Depoimentos

É ÍNDIO OU NÃO É ÍNDIO?

Certa feita tomei o metrô rumo à praça da Sé. Eram meus primeiros dias em São Paulo, e eu gostava de andar de metrô e ônibus. Tinha um gosto especial em mostrar-me para sentir a reação das pessoas quando me viam passar. Queria poder ter a certeza de que as pessoas me identificavam como índio a fim de formar minha autoimagem.

Nessa ocasião a que me refiro, ouvi o seguinte diálogo entre duas senhoras que me olharam de cima a baixo quando entrei no metrô:

— Você viu aquele moço? Parece que é índio — disse a senhora A.

— É, parece. Mas eu não tenho tanta certeza assim. Não viu que ele usa calça jeans? Não é possível que ele seja índio usando roupa de branco. Acho que ele não é índio de verdade — retrucou a senhora B.

— É, pode ser. Mas você viu o cabelo dele? É lisinho, lisinho. Só índio tem cabelo assim, desse jeito. Acho que ele é índio, sim — defendeu-me a senhora A.

— Sei não. Você viu que ele usa relógio? Índio vê a hora olhando pro tempo. O relógio do índio é o sol, a lua, as estrelas... Não é possível que ele seja índio — argumentou a senhora B.

— Mas ele tem o olho puxado — disse a senhora A.

— E também usa sapatos e camisa — ironizou a senhora B.

— Mas tem as maçãs do rosto muito salientes. Só os índios têm o rosto desse jeito. Não, ele não nega. Só pode ser um índio e, parece, dos puros.

— Não acredito. Não existem mais índios puros — afirmou cheia de sabedoria a senhora B. — Afinal, como um índio poderia estar andando de metrô? Índio de verdade mora na floresta, carrega arco e flecha, caça e pesca e planta mandioca. Acho que não é índio coisa nenhuma...

— Você viu o colar que ele está usando? Parece que é de dentes. Será que é de dentes de gente?

— De repente até é. Ouvi dizer que ainda existem índios que comem gente — disse a senhora B.

— Você não disse que não achava que ele era índio? E agora parece que você está com medo?

— Por via das dúvidas...

— O que você acha de falarmos com ele?

— E se ele não gostar?

— Paciência... Ao menos nós teremos informações mais precisas, você não acha?

— É, eu acho, mas confesso que não tenho muita coragem de iniciar um diálogo com ele. Você pergunta? — disse a senhora B, que a essa altura já se mostrava um tanto constrangida.

— Eu pergunto.

Eu estava ouvindo a conversa de costas para as duas e de vez em quando ria com vontade. De repente senti um leve toque de dedos em meu ombro. Virei-me. Infelizmente elas demoraram a chamar-me. Meu ponto de desembarque estava chegando:

Olhei para elas, sorri e disse:

— Sim!

JAPONÊS, CHILENO OU ÍNDIO?

As pessoas têm grande dificuldade em começar um diálogo com um indígena. Muitas vezes, a insegurança que apresentam faz com que aconteçam cenas dignas de comédias hollywoodianas. Vou lembrar um fato que se dá muito comumente comigo quando alguém resolve me abordar na rua.

Um cidadão se aproxima e me pergunta:

— Você é japonês?

— Não — respondo.

— Você parece muito com um japonês amigo meu. Na verdade ele é coreano, mas é chamado de Japa. Vocês são tão parecidos que eu pensei que fossem irmãos. Tem certeza que não conhece o Mizaka?

Diante de minha negativa, o moço continua a falar:

— Se você não é japonês, então tem que ser chileno... você fala espanhol, muchacho? Jo estudiei un poco de espanhol en mia escuela. Usted habla espanhol?

Permaneço calado diante da pergunta. Quando resolvo falar, o meu interlocutor se antecipa e, finalmente, me indaga:

— Se você não é japonês nem chileno, mesmo tendo o rosto bastante parecido com o deles, então só pode ser índio. Você é índio, não é?

Faço um gesto afirmativo com a cabeça.

Ele retoma a conversa:

— Eu sabia desde o início, mas fiquei com vergonha de perguntar. Você sabia que eu também sou descendente de índio? Minha avó era índia pura. Foi pega a laço. Minha mãe diz que minha avó era do mato mesmo. Era bugre legítima. Vocês é que são os verdadeiros donos do Brasil. Nós somos os invasores. Não entendo como as pessoas querem acabar com os índios. Você mora lá no mato mesmo? Como é que o Raoni enfiou aquela coisa no beiço? Tem algum significado esse seu colar? O que você acha do Mário Juruna? Eu acho que ele era um bom deputado. É que lá em Brasília sujaram o cara. Acho que ele tinha toda a razão. Pena que ele, que era tão puro, tenha sido manipulado pelas pessoas, não é?

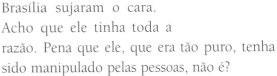

Depois dessa avalanche de perguntas meu interlocutor despede-se dizendo que foi muito bom me conhecer. Apenas o cumprimento, a batida nas costas e o adeus. A ignorância continua a mesma.

ÍNDIO COME GENTE?

Quando cheguei ao estado de São Paulo, em 1987, fui morar em Lorena, uma bela cidadezinha do interior, a fim de terminar meu curso de filosofia na Faculdade Salesiana. Nos primeiros tempos foi bastante difícil encontrar trabalho. Como já havia tido experiência de trabalho com menores, aceitei dirigir um grupo de crianças. Foi gratificante. As crianças são sempre muito sinceras e não escondem a própria curiosidade.

Depois de apresentar-me, no primeiro encontro com elas, percebi nos olhares espantados de algumas que havia um quê de curiosidade. Abri então a palavra. Quem quisesse poderia fazer a pergunta que desejasse. Lembro algumas aqui:

— "Seu"... é verdade que índio só come mato? — perguntou o pequeno Daniel (que hoje já é um moço trabalhador).

— Não é verdade, Daniel. Ao contrário. Índio não gosta de verdura. Ele está mais acostumado com carne de caça, farinha, beiju.

Depois de gastar muita saliva para tentar responder à pergunta do pequeno Daniel, ele me sai com mais esta:

— Mas, "seu", eu não estou falando de verdura, não. Estou falando de mato mesmo...

Fiquei abismado com a pergunta e a única resposta que percebi possível foi a seguinte:

— Você acha que eu tenho cara de cavalo, Daniel? — Aguardei um momento, depois continuei: — Pois é, nem todas as informações que a gente recebe são verdadeiras, e por isso devemos questioná-las.

Parece que convenci o garoto. Ele se tornou meu amigo e disse que tinha perdido o medo que sentia de mim.

Então foi a vez de Diocleciano, irmão mais novo de Daniel, que me perguntou:

— "Seu", o senhor já matou muito bicho por aí no mato?

— Já sim — respondi.

— O senhor não sabe que é feio sair matando bichos inocentes?

Fiquei constrangido com a pergunta. Procurei responder de forma didática, explicando as formas de sobrevivência que existem e mostrando as várias maneiras de encarar a caça de animais. Diocleciano, creio, não escu-

tou minhas tentativas de responder, pois, a partir desse dia, não deixou mais de cobrar-me a não matança de animais.

Depois de tantas questões e de promessas de levá-los à minha aldeia, notei que Andrezinho estava meio arredio lá atrás. Fui até ele, procurando aproximar-me. Foi em vão: Andrezinho correu de mim.

No dia seguinte ele retornou ao grupo, junto com a mãe. Ela me contou que o menino ficara impressionado com a minha presença na comunidade. Queria me fazer uma pergunta, mas não tinha coragem, pois estava com medo de que eu brigasse com ele. Procurei incentivá-lo a perguntar o que queria. Aos poucos ele foi se aproximando, pediu que eu me abaixasse e sussurrou-me ao ouvido:

— É verdade que índio come gente? O senhor já comeu gente? Que gosto tem? Foi o senhor quem matou a pessoa? Era criança ou adulto? Tem o mesmo gosto da carne de vaca? O senhor não tem nojo?

Andrezinho não quis saber as respostas. Saiu correndo, apontando o dedo para mim e repetindo para seus colegas:

— Índio come gente... Índio come gente... Índio come gente.

CONVERSA COM CRIANÇAS

Já que estou falando de crianças, gostaria de lembrar mais um fato comum quando converso com elas.

Muitas vezes sou convidado a dar palestras para crianças em escolas da rede pública ou particulares de São Paulo. É sempre um momento de aprendizado para mim.

Uma ocasião em que me dirigi a uma dessas palestras, fui abordado por uma professora que me pediu que observasse o comportamento de um de seus alunos, que tinha manifestado um grande medo ao saber que um índio "de verdade" viria conversar com ele. Fiquei curioso.

Quando me encaminhei para o local da palestra, percebi um alvoroço entre as crianças. Estavam inquietas, aguardando minha presença. Algumas sentiam tanto medo que se escondiam atrás das professoras. Num determinado momento, o aluno que a professora havia me pedido que observasse, vendo que eu não apresentava nenhum risco, pois estava vestido como eles, saiu detrás da professora e disse:

— Esse aí que é o índio? Vestido desse jeito? Ah, então não tenho medo dele.

Não preciso nem dizer que a plateia soltou uma gargalhada. Foi uma ótima deixa para eu começar a conversar com eles.

ÍNDIO NIETZSCHIANO

Costumo ir muitas vezes à aldeia dos meus parentes Guarani localizada em Parelheiros, em São Paulo. Lá vivi muitos momentos de alegria, de festas, de cerimônias. O povo Guarani é alegre, esportivo, feliz, apesar de viver apertado em apenas vinte e cinco alqueires de terra demarcada. Lá eu vivi um momento bastante engraçado, num dia 25 de janeiro, depois da cerimônia do Mongaraí.

Depois de passar a noite toda em vigília, dançando, cantando, pitando e ouvindo

as vozes dos deuses, que se manifestavam por intermédio do pajé que batizava as crianças e confirmava os adultos, nos pusemos a conversar. Estavam presentes Karaí Mirim, Ailton Krenak, Jekupé, Olívio Tupã, Tiramãe e outras tantas pessoas indígenas e não indígenas. Trocamos informações sobre o encaminhamento da questão indígena em nível nacional. A manhã transcorreu de forma amena, sem nenhuma novidade.

Na parte da tarde, depois de muitas pessoas já terem ido embora, por volta das quatro horas, percebemos uma estranha movimentação numa das casas. Pouco depois, um dos responsáveis pela "santa" bagunça se dirigiu a nós para comunicar que em sua casa se encontrava um grupo de "crentes" que queriam pregar. No início não houve nenhuma reação, pois o grupo permanecia somente numa casa. Karaí Mirim não gostou da ideia e resolveu mandar a turma de "irmãos" se retirar, pois não havia sido autorizada pela comunidade a entrar na área. O mensageiro foi à casa onde se encontravam e noticiou ao pastor a decisão do líder. Este, por sua vez, resolveu descer e conversar conosco na tentativa de nos convencer a deixá-los permanecer na área.

Chegando ao local onde nos encontrávamos, o pastor começou a argumentar em favor próprio usando o discurso religioso. Empregou, de maneira infeliz, várias palavras que tornaram o nosso grupo arredio ao seu argumento. Jekupé (Pepe) assumiu as dores do grupo e passou a defender a cultura guarani. Enquanto isso, o restante do nosso grupo ameaçava o pastor com arco e flecha. Todos os jovens se juntaram a nós e armaram-se. Mas não passou disso, pois foi aí que aconteceu o inusitado. O Olívio, um Guarani do Sul do país, que cursara filosofia na USP [Universidade de São Paulo], passou a argumentar com o pastor. O diálogo foi mais ou menos assim:

OLÍVIO: Você não tem o direito de vir até aqui para pregar em nome de um Deus que já está morto. Aqui nós seguimos um Deus vivo que nos oferece a vida.

PASTOR: É mentira. Vocês são ignorantes. Nós temos a salvação. Nosso Deus é capaz de dar a salvação para vocês. Por isso estamos aqui, para pregar a verdadeira porta que deve ser aberta para a salvação.

OLÍVIO: Felizmente não precisamos acreditar nisso que você chama de salvação. Bem se vê que você não entende nada sobre o que prega. Você precisa ler mais. Precisa fazer filosofia. Há uma multidão de pensadores contrários a tudo isso que você diz aí. Tudo isso é bobagem. Nietzsche já comentou que esse Deus que você prega está morto e foram vocês que o mataram. Portanto não venha pregar coisas velhas pra nós. Vá embora daqui, que é a melhor atitude que você pode tomar.

Achei muito interessante a coragem do jovem filósofo em enfrentar argumentos religiosos com outros tão racionais. Acredito que o Olívio venceu a parada mais pela ira santa que o assolou na defesa da cultura guarani do que pelas ideias do velho Nietzsche. De qualquer maneira, o pastor nunca mais voltou à aldeia Morro da Saudade para importunar a comunidade. Graças, talvez, à força da palavra do franzino guarani de nome Olívio.

EDUCAÇÃO E ARTE

Aprendi com meu povo o verdadeiro significado da palavra *educação* ao ver o pai ou a mãe da criança índia conduzindo-a passo a passo no aprendizado cultural. Pescar, caçar, fazer arcos e flechas, limpar o peixe, cozê-lo, buscar água, subir na árvore... Em especial, minha compreensão aumentou quando, em grupo, deitávamos sob a luz das estrelas para contemplá-las procurando imaginar o universo imenso diante de nós, que nossos pajés tinham visitado em sonhos. Educação para nós se dava no silêncio. Nossos pais nos ensinavam a sonhar com aquilo que desejávamos.

Compreendi, então, que educar é fazer sonhar. Aprendi a ser indígena, pois aprendi a sonhar ("viajar", na linguagem do não indígena). Ia para outras paragens. Passeava nelas, aprendia com elas.

Percebi que, na sociedade indígena, educar é arrancar de dentro para fora, fazer brotar os sonhos e, às vezes, rir do mistério da vida.

Descobri, depois, que, na sociedade pós-moderna ocidental, educação significa a mesma coisa: tirar de dentro, jogar pra fora. Mas isso fica na teoria. Decepcionei-me ao ver que os professores faziam o contrário. Punham de fora para dentro. Os sonhos ficavam entalados dentro das crianças e jovens. Não tinham tempo para sair. Aprender, para o ocidental, é ficar inerte ouvindo um montão de bobagens desnecessárias. As crianças não têm tempo para sonhar, por isso acham a escola uma grande chatice.

Não escolhi ser indígena, essa é uma condição que me foi imposta pela divina mão que rege o universo, mas escolhi ser professor, ou melhor, confessor dos meus sonhos. Desejo narrá-los para inspirar outras pessoas a narrar os seus, a fim de que o aprendizado aconteça pela palavra e pelo silêncio. É assim que "dou" aula: com esperança e com sonhos...

MEUS TEMPOS DE CRIANÇA

Recordo-me sempre dos meus tempos de menino, quando meu bisavô me colocava em seu colo para contar as histórias do meu povo. Embora entendesse pouco da narrativa, ficava deslumbrado com a intensidade de sua rouca voz amaciada pelo tempo. É que parecia que meu velho bisavô se transfigurava ao dizer o indizível retratado nos contos que narrava com tamanha convicção. Era como se visse o invisível... Contava as histórias que deram origem ao nosso povo; os mitos primordiais que estruturaram a visão do universo habitado pela "minha gente".

Ficava sempre impressionado com o caráter atemporal da narrativa: sentávamos no terreiro em frente às nossas casas e, muitas vezes, só levantávamos quando o sol se apresentava para nos saudar. Quantas vezes dormitei nessa vigília mítica! Quantas vezes vaguei em meio às estrelas, embalado ao som da música que se ouvia na narração do velho bisavô. Quantas vezes fui arrebatado para os confins longínquos do universo por imaginar-me o herói civilizador do meu povo! Nessa época, tinha pouco mais de cinco anos!

Hoje, tantos anos depois daquela experiência e já curtido pelo contato com outras culturas, posso refletir sobre o que vi e vivi durante aqueles anos e dizer o que me fez e faz calar quando recordo, com saudades, das narrativas que meu bisavô contava.

Parece-me que hoje posso dizer que as histórias que aquele velho contava eram seus próprios sonhos ou, ao menos, eram como sonhos que não diziam nada acerca deste mundo externo em que nos movemos, mas, por outro lado, dizem muito de um mundo que mexe em nossas entranhas. Aprendi, depois, que as histórias são falsas, porém, muitas vezes, deparei-me com pessoas que choravam por causa delas e, estranhamente, que esse choro as tornava verdadeiras! O mistério estava resolvido, porque notei que as histórias delimitam os contornos de uma grande ausência que mora em nós.

Notando a transfiguração refletida no rosto poético do narrador, e hoje sabedor da frustrada tentativa da ciência para delimitar o cosmos, me dei conta, também, de que os mitos armam uma teia de palavras que estruturam no indizível, ou seja, num esforço infinito de dizer o que não pode ser dito.

Tudo isso é poesia pura! E é por meio dela que eu consigo compreender o que é ter uma identidade que se formalize na tradição oral. Não dá para ser diferente. Se alguém quiser compreender minha cultura, comece a ler nossas histórias, comece a sintonizar com os nossos heróis, comece a vivenciar nossa poesia!

O QUE FAZER COM OS MOSQUITOS?

No magistério, convivendo com pessoas de formações as mais diversas, deparei-me com várias situações em que vim a conhecer as informações que elas têm sobre os povos indígenas.

Surgiram coisas superinteressantes quando o assunto vinha à baila (o que não era incomum). Havia pessoas que engrandeciam a figura do indígena, dizendo ser ele o verdadeiro brasileiro e que os brancos eram culpados pelas barbaridades ocorridas com vários grupos que desapareceram, patati-patatá; outras discordavam, afirmando não compreender por que o indígena não evoluiu (portanto, é atrasado, sem educação e tecnologia) etc. etc. Outras pessoas, ainda, assumiam uma postura intermediária ou preferiam

não opinar por conta da própria insegurança, biriri-bororó.

Alguns educadores me deixavam sempre constrangido diante de tamanha barbaridade (a meu ver, é claro!), quando faziam citações lapidares. Numa ocasião, estávamos na sala dos professores cumprindo o horário estabelecido pela instituição; éramos quatro, todos trabalhávamos envolvidos em alguma atividade pessoal. De repente, alguém trouxe à tona a temática do indígena. E todos falaram. Uma professora, no canto da sala, de repente soltou esta:

— Deve ser muito bom ser índio, mas uma coisa me intriga: o que os índios fazem com os mosquitos?

— Fazem fumaça — respondeu outra.

— Já estão acostumados — disse a terceira professora.

Eu, zangado, respondi:

— Comem.

As risadas ecoaram pela sala. Em seguida, o assunto morreu.

Esperei que perguntassem mais sobre minha resposta, mas em vão. As professoras voltaram à sua lida.

Fiquei matutando sobre a minha estratégia para fazer as pessoas pensarem sobre qualquer assunto e me dei conta de que tinha sido infeliz ao utilizá-la. Percebi que prestara um desserviço à causa indígena ao deixar que as pessoas acreditassem que o que eu tinha dito era verdade, pois nesse caso, supunha, eu era a autoridade no momento e, portanto, o que eu falasse era passível de aceitação integral. Arrependi-me.

[3]

Os povos indígenas no Brasil

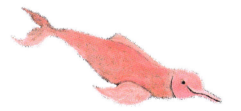

Os leitores devem ter percebido que no conto que abre este volume foram dadas algumas informações sobre o grupo indígena Munduruku. Mas quem são eles? Onde vivem? Há quanto tempo têm contato com a sociedade envolvente?

Vamos por partes. Em primeiro lugar é importante dizer que o povo Munduruku é apenas um entre os mais de duzentos povos indígenas que existem atualmente no Brasil. Por isso, forneceremos apenas alguns dados sobre esse povo e, depois, falaremos um pouco sobre a população indígena brasileira.

INFORMAÇÕES GERAIS

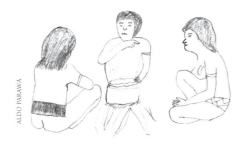

A maioria do povo Munduruku vive hoje numa área demarcada às margens do rio Tapajós e seus afluentes, no estado do Pará. São 115 aldeias habitadas por 6038 pessoas na Terra Indígena Munduruku. Os Munduruku também são encontrados no Mato Grosso e no Amazonas e totalizam mais de 11 630 pessoas, segundo a Funasa, órgão do Ministério da Saúde que cuidou da assistência à saúde de populações indígenas até 2010.

Os Munduruku têm mantido parte considerável de sua cultura tradicional apesar de mais de duzentos anos de contato com a sociedade brasileira.

A língua munduruku pertence ao tronco linguístico tupi e é considerada pelo grupo o principal sinal de diferenciação em relação ao mundo do branco. Na área, todos falam munduruku, mas somente os mais jovens sabem falar o português, pois aprenderam nas escolas que existem dentro das aldeias ou mediante o contato com os "civilizados" que moram nas redondezas.

O grupo Munduruku vive da caça, da coleta de frutas, da pesca e tem desenvolvido a agricultura e a criação de animais domésticos, como galinhas, vacas, patos, carneiros... Também desenvolve a exploração de ouro nos garimpos. Esse povo tem se preocupado em encontrar outras formas de autossustentação a fim de amenizar a falta de caça e pesca em determinadas épocas do ano. Tem, por isso, explorado a seringa e a castanha.

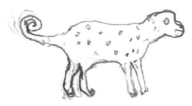

OS POVOS INDÍGENAS NO BRASIL

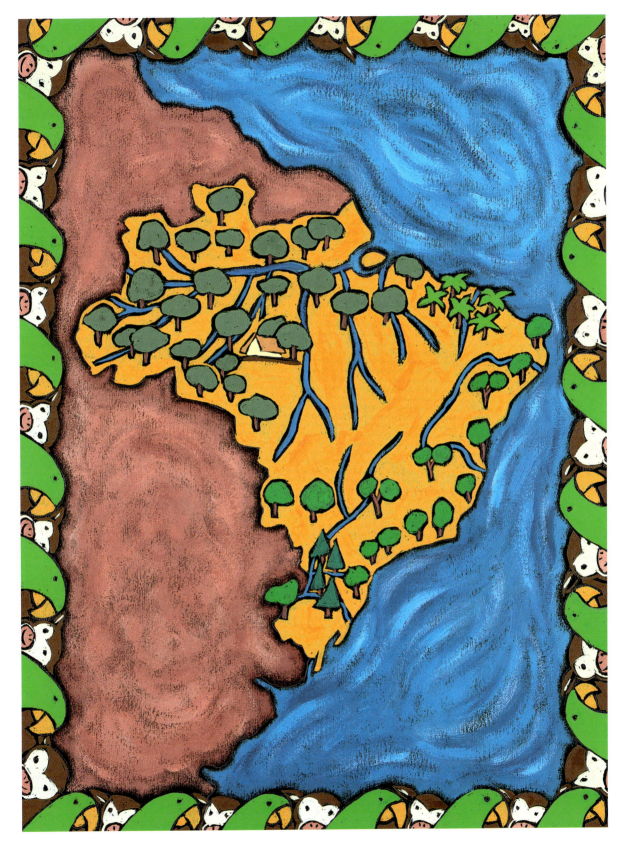

43

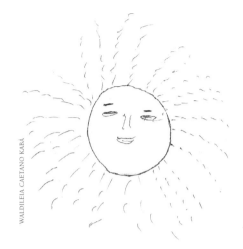

A aldeia munduruku é formada por casas enfileiradas, construídas com caibros retirados das árvores e amarrados por cipós também fornecidos pela natureza. Entre as casas há sempre um bom terreno onde as crianças brincam. Toda a aldeia munduruku está erguida próxima de um rio, que fornece peixes e onde se deixa de molho a mandioca; esta, depois de tratada, se transformará em farinha, o principal alimento desse grupo e de muitos outros grupos indígenas da Amazônia.

Cada aldeia tem seu chefe, a quem se chama de capitão. É ele quem toma as decisões depois de ouvir as pessoas da comunidade. Antigamente, cada aldeia também tinha seu líder religioso, ou pajé, como era chamado. Hoje existem poucos pajés legítimos para atender toda a população munduruku.

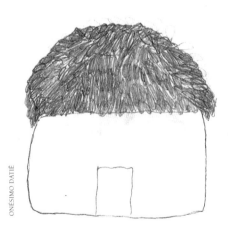

Os Munduruku acreditam que foram criados por um Grande Espírito, o qual chamam de Karu Sakaibö. Muitos mitos foram criados para narrar as aventuras desse herói. O mito é uma história de deuses e tem por objetivo explicar por que a vida é como é. Todos os povos possuem seus mitos. Até a civilização ocidental a que pertencemos foi desenvolvida a partir do mito de Adão e Eva. Também os Munduruku têm seus mitos, que são muito bonitos e explicam o jeito de ser munduruku.

Esses índios estão divididos em duas grandes famílias, a que chamam de metade. Cada metade é uma cor: vermelha ou branca. Cada uma dessas cores tem vários sobrenomes que as diferenciam, e as pessoas que pertencem a uma cor não podem casar com outra pessoa de cor semelhante. Por exemplo: alguém de sobrenome Datié, Akai, Krixi, Boron, Ikon, Tawé, Puxu ou Tonhon (pertencentes à metade branca) só pode casar com alguém de sobrenome Kabá, Karu, Waru, Panhon ou Krepon (pertencentes à metade vermelha). A antropologia — uma ciência que estuda as culturas humanas — chamou a isso de casamento exogâmico. Essa divisão é explicada por um mito antigo que ajuda a comunidade munduruku a se organizar socialmente.

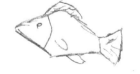

Hoje em dia, por causa de diversos interesses contrários aos Munduruku, esse grupo tem enfrentado uma série de problemas graves que podem desestruturá-lo como cultura. Há muita gente interessada na riqueza que existe sob o território munduruku e sob os rios que alimentam esse povo; há pessoas interessadas em explorar a madeira, o ouro, o ferro e outras coisas mais.

DO PARÁ AO BRASIL

Vamos tentar sintetizar algumas informações sobre a questão indígena no Brasil procurando mostrar como a nossa pátria acolhe muitas culturas em suas fronteiras. Há no Brasil uma diversidade cultural bastante acentuada, ou seja, aqui em nosso país convivem pessoas que têm modos de vida diferentes. Para nos certificar de que isso é verdade, basta lembrar que a cidade de São Paulo, a maior do Brasil, acolhe pessoas oriundas de vários lugares do mundo: orientais (coreanos, japoneses, chineses), europeus (portugueses, italianos, entre outros) etc. Cada grupo de pessoas que mora nessa cidade e não deixa de lado suas tradições religiosas, seu jeito de falar, suas comidas, seu jeito de vestir etc. forma o que chamamos de colônias, e elas conquistam seu espaço na medida em que valorizam a própria cultura. Embora para o povo de São Paulo não haja nada de anormal na vida dessas pessoas, ele, o povo, percebe que são diferentes no que se refere a hábitos e costumes. Para todos os efeitos, os estrangeiros passam a fazer parte da vida da cidade como verdadeiros "adotados", pois contribuem para o seu desenvolvimento.

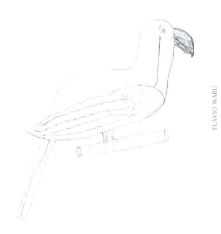
FLAVIO WARÚ

Isso vale para todos os estados do Brasil. Cada um tem seu jeito próprio de manifestar suas tradições culturais.

Neste mesmo Brasil de 190 milhões de habitantes moram aqueles que a história passou a chamar de índios. E quantos são os indígenas no Brasil? Aproximadamente 800 mil, e são assim chamados por conta de sua existência em nossa terra quando o Brasil foi "descoberto", em 1500. Estima-se que nessa época havia mais de 5 milhões de indígenas ocupando nossa terra de norte a sul, e eles pertenciam a quase mil povos diferentes.

Ao longo da história do Brasil muitos povos foram exterminados pela ganância dos estrangeiros, até que restassem apenas cerca de trezentos povos, com grande diversidade cultural. Isso significa que esses povos são diferentes entre si, não existindo, por isso, o "índio" brasileiro, e sim pessoas que se relacionam diferentemente com a natureza em busca da sobrevivência e que, devido a um preconceito sem sentido (baseado na tecnologia do não indígena), foram rejeitadas como autênticos filhos da terra

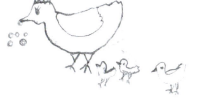
ELIANE DATIÉ

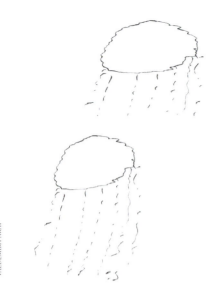

chamada Brasil. Aliás, ao usarmos a palavra *índio* estamos repetindo a mesma falha dos europeus quando chegaram a este continente e pensaram ter chegado às Índias. Eles imaginavam que todos fossem uma única nação, como se hoje considerássemos que os europeus pertencem a um só país, sem reconhecer a diferença entre um italiano, um russo e um inglês.

DIVERSIDADE LINGUÍSTICA

Um dos elementos mais importantes da cultura de um povo é a sua língua. Ela caracteriza um modo de ser. Há muitas pessoas que acreditam que todos os indígenas do Brasil falam a língua tupi. Essa ideia se deve à supervalorização dessa língua pelos conquistadores portugueses, que encontraram, por todo o litoral brasileiro, povos que a empregavam. Além disso, os missionários aprenderam e divulgaram o tupi, de forma que ele se tornou o idioma mais conhecido pelos habitantes do Brasil. Também os escritores deram mais destaque a essa língua, valorizando-a.

A primeira classificação linguística do Brasil foi realizada pelos primeiros colonizadores e missionários, que repetiram a diferenciação feita pelos grupos Tupi. Dessa maneira, existiam os Tupi — povos que tinham algum tipo de relacionamento entre si — e os Tapuya — povos que não falavam o tupi e por isso eram desprezados, marginalizados e chamados de bárbaros ou estrangeiros.

Somente no século passado é que houve uma modificação nessa classificação. O naturalista Von Martius demonstrou que os povos ditos Tapuya não formavam um todo homogêneo, ou seja, alguns povos considerados Tapuya não tinham nada em comum com outros da mesma categoria. Dessa maneira apareceu o grupo linguístico jê. Em seguida foram surgindo outras classificações, até chegarmos àquela que é hoje a mais conhecida: Tupi, Jê, Karib e Aruak. O termo *tapuya* perdeu toda a razão de ser e não deve mais ser usado. Naturalmente, além desses grandes conjuntos de línguas, os pesquisadores conseguiram distinguir outros menores, como pano, tukano, guaikuru, maku e outros.

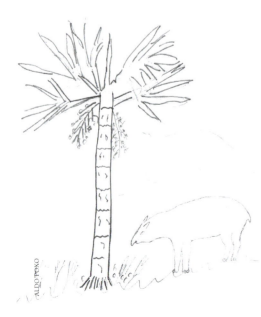

Lembro, para finalizar, que são mais de 180 as línguas e dialetos indígenas falados hoje no Brasil. Há povos que chegam a ter mais de três dialetos falados na mesma região, mas há também povos que não mais falam a sua língua tal o grau de dependência em relação aos não indígenas.

DIVERSIDADE CULTURAL

Como já vimos, há uma grande diversidade entre os povos indígenas no Brasil. A língua é apenas um aspecto dessa diversidade. Vou me ater agora a outros aspectos.

O indígena brasileiro não tem um modo de vida uniforme. Há povos que apresentam *traços culturais* semelhantes e vivem, de modo geral, em regiões próximas. Assim, povos que pertencem ao mesmo tronco vivem em áreas geográficas contíguas e compartilham, de certo modo, um padrão cultural semelhante que os caracteriza como tais.

Quando falo de cultura quero me referir a todo tipo de manifestação que define um povo do jeito que ele é. Religião, língua, comida, agricultura, roupa, cultura material, danças, festas... tudo isso dá uma identidade a qualquer povo. No entanto, a forma de se relacionar com esses elementos é que torna um povo diferente do outro. Vejamos alguns exemplos:

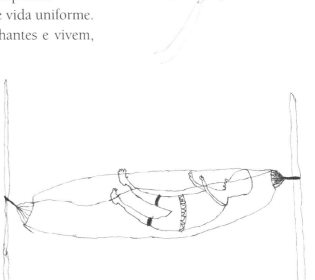

AS HABITAÇÕES

As casas indígenas são construídas obedecendo a uma lógica da organização da sociedade. As sociedades mais numerosas dão o nome de *aldeia* para o conjunto de casas construídas num espaço mais próximo e que ordenam o modo de viver e relacionar-se uns com os outros.

O formato da aldeia é muito variado. Vejamos os mais comuns:

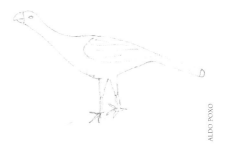

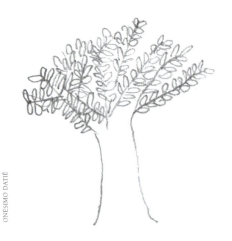

1- Aldeias circulares: encontradas entre povos do Brasil central, onde as habitações de famílias extensas são dispostas circularmente na periferia de uma praça central. É o caso dos grupos indígenas Kamaiurá, Bororo e Krahô, que habitam a região.

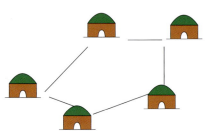

2- Aldeias retangulares: dispostas em forma de U, podem ter sido construídas a partir do modelo circular, como é o caso dos Suruí, índios da região amazônica.

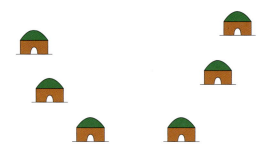

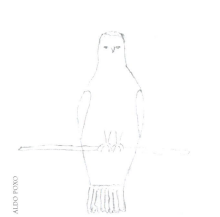

3- Aldeias lineares: casas que se organizam enfileiradas. Hoje as habitações dos Munduruku podem ser assim classificadas, pois são organizadas em filas duplas.

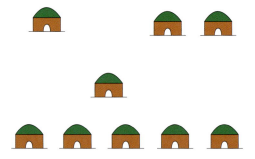

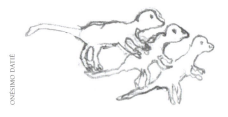

Muitas vezes nos foi ensinado que todos os indígenas moram em ocas e que várias ocas formam uma ocara. Lembrem-se, no entanto, que a palavra *oca* é de origem tupi, e que nem todos os povos indígenas brasileiros pertencem a esse tronco linguístico; portanto, é preciso primeiro identificar o grupo a que determinado indivíduo pertence para podermos afirmar o nome de sua moradia. É importante lembrar que a casa indígena revela, muitas vezes, o papel que cada um ocupa na sociedade e quais são suas obrigações, deveres e direitos dentro desta.

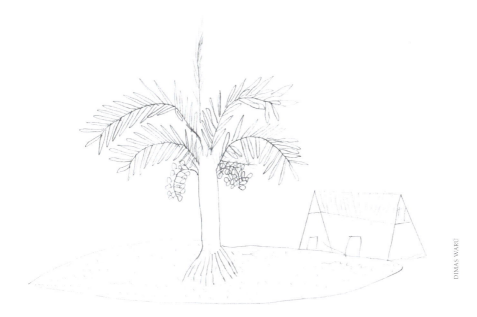

CASAMENTO

Já se dizia no começo que o estabelecimento das casas segue certas regras sociais que irão favorecer a continuidade daquele grupo. Embora seja muito difícil determinar um único tipo de casamento, uma vez que ele varia muito de povo para povo, existe uma característica comum a todos: os indígenas se casam com parentes, de acordo com regras bem definidas. Para alguns povos, como os Suruí, o casamento ideal é o de um homem com a filha de sua irmã, ou seja, sua sobrinha. Para outros povos, é bom que um primo case com sua prima. Cada nação indígena tem seu ritual para a cerimônia de casamento, que acaba se tornando uma grande festa, pois celebra-se a continuidade daquele povo.

Vale ressaltar que entre alguns povos se aceita o casamento de um homem com mais de uma mulher ou de uma mulher com mais de um homem. No entanto, essa não é uma situação comum para todos os povos indígenas brasileiros.

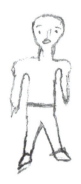

O CASAMENTO ENTRE OS BORORO

Entre os índios Bororo é quase sempre a moça quem toma iniciativa de declarar ao jovem escolhido o seu desejo de se casar com ele. Para isso prepara-lhe uma refeição e, acompanhada da mãe, leva-a à cabana onde mora o rapaz, por volta do meio-dia. A mãe da moça é quem entrega o alimento, dizendo: "Meu genro, vim com minha filha que deseja viver contigo, porque te quer bem". Em geral o rapaz não responde imediatamente. Continua a fazer o trabalho, como se nada tivesse acontecido. Após a moça e sua mãe se retirarem, o jovem toma uma decisão: se quer casar com ela, saboreia o alimento oferecido; se não quer casar, não o come. Encarrega então sua mãe de devolver o recipiente cheio ou vazio à mãe da moça, juntamente com a resposta. Outras vezes é a moça sozinha quem leva o alimento ao rapaz de sua escolha, convidando-o para morar com ela. Desejando mesmo casar, o rapaz, depois de alguns dias, vai caçar, entregando o animal que tenha matado à sua mãe, que o prepara, oferecendo-o à moça; com esse oferecimento a jovem sabe que foi aceita como esposa. No mesmo dia, a mãe do rapaz pinta e enfeita o corpo da moça, cingindo-lhe os pulsos com tiras de algodão, que é o sinal da mulher casada. A moça volta à casa da mãe e acende uma nova fogueira em torno da qual viverá a nova família.

Há sociedades indígenas, porém, que não marcam o casamento com nenhum rito ou reduzem este ao mínimo. Entre os Tenetehara, por exemplo, uma vez arranjado o casamento, escolha em que o chefe da família da moça tem parte muito ativa, pois quer um genro trabalhador, o noivo muda-se para a casa da noiva com seus pertences, passando a dormir com ela desde logo, ou esperando que se desenvolva, se ainda é menina.

Júlio César Melatti. Índios do Brasil, São Paulo, Hucitec, 1993, pp. 126-7.

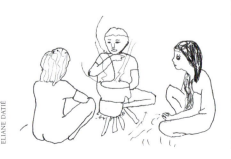

OS MITOS

Os mitos são sempre formas fantásticas de contar como as coisas aconteceram no início do mundo. Todos os povos possuem mitos cuja função é trazer ao cotidiano as vontades dos deuses. Por meio deles os homens explicam a origem do universo, do dia e da noite, da saúde e da doença, do sol, da lua, da vida e da morte, enfim, explicam tudo de forma a ordenar a vida das pessoas em comunidade.

Os mitos não possuem uma lógica muito fácil de ser compreendida à primeira leitura. Para entendê-los é necessário um conhecimento prévio dos povos a que pertencem, pois eles dizem muito a um determinado povo, porém para outros eles podem não dizer nada. Sua função não é dar uma explicação científica, e sim apenas representar um determinado tipo de comportamento que deve ser tomado em circunstâncias variadas.

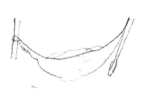

No caso dos mitos indígenas, na maioria das vezes, usa-se a figura de animais que existiam antes dos homens e que foram os responsáveis por várias transformações na história da humanidade. É comum, portanto, lermos mitos de povos contando do tempo em que a onça era dona do fogo, e os homens só comiam coisas cruas, e que foi preciso um passarinho roubar o fogo da onça para dá-lo aos homens, os quais aprenderam a manipular o fogo para seu próprio uso. Da mesma forma, os mitos que falam da origem dos homens quase nunca começam do nada. Sempre contam da existência de um primeiro homem que cria todas as coisas e ensina aos homens como usá-las.

Enfim, há sempre um mito que procura dar sentido para cada coisa que existe e colocá-la no contexto da vida social do povo a que pertence.

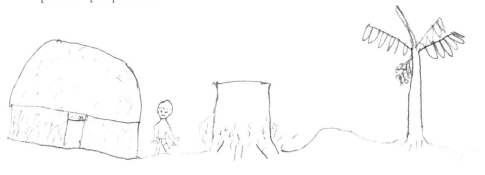

HISTÓRIAS DE ÍNDIO

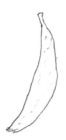
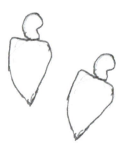
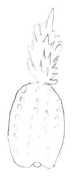
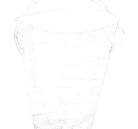

O COMEÇO DO MUNDO

Havia uma pedra muito grande com um grande ovo em cima. Todo dia um caboclo ia lá, até que, um dia, achou uma criança chorando. Agarrou e levou para a maloca.

Havia dois homens, dois irmãos, que não tinham mulher, nem quem fizesse comida, pois o mundo tinha acabado. Saíram pelo mato e encontraram uma mulher sentada, que lhes disse:

— Vim aqui porque seu pai e mãe querem que viva com vocês.

— Você sabe fazer chicha?

Ela disse que sim e a levaram. Mas não era mulher, era um urubu, e um dia pôs carniça na chicha, e então a mandaram embora.

Acharam a coruja, que estava cantando, e perguntaram:

— Ó coruja, se você fosse mulher, vinha pra cá fazer chicha para nós?

No outro dia, apareceu uma mulher, casou com eles e lhes fez chicha. Mas um dia ela pôs rato dentro da chicha, e mandaram embora.

Aí veio um cuandu, em forma de mulher...

(E assim continua a história, sucedendo-se esposas que eram logros.)

Betty Mindlin. Tuparis e Tarupás, *São Paulo, Brasiliense; Edusp; IAMÁ, 1993.*

A MÚSICA

O povo indígena costuma ser muito festeiro, muito celebrador. Todos os acontecimentos são motivo para fazer festa e comemorar, ou mesmo motivo para uma dança guerreira ou de luto. Todas essas atividades envolvem as pessoas da comunidade, que se prontificam a organizar tudo o que for necessário para o bom momento festejado. Como se sabe, não dá para imaginar algum tipo de comemoração sem música; assim, todos os grupos indígenas brasileiros desenvolveram uma forma de manifestar-se musicalmente: alguns passaram a confeccionar flautas de tamanhos bastante variáveis usando material da floresta; outros confeccionam e usam os maracás ou pequenos braceletes que ao serem chacoalhados emitem sons, dando o tom aos jogos ou festejos.

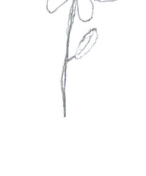

O instrumento por excelência dos povos indígenas é, no entanto, o próprio corpo. Utilizando o próprio corpo, geram um som inconfundível. São gritos roucos ou fortes, batidas de mãos ou pés numa coreografia perfeita que põe os participantes em harmonia consigo mesmos e com a natureza.

Por meio da música, os indígenas contam as histórias da sua origem, ensinando às crianças as tradições milenares de cada povo. Essas músicas que atravessam os séculos são formas de eles fazerem ouvir a própria voz e a voz dos deuses, que permanecem vivos ao som daquela sempre nova melodia.

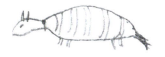

AS ETAPAS DA VIDA

Nas sociedades indígenas cada etapa da vida requer um rito especial. Do nascimento à morte, a população indígena procura marcar as situações por que passa o indivíduo, a fim de manter a tradição. Esses ritos são levados tão a sério que uma pessoa de fora se espantaria de ver jovens, rapazes e moças fechados em malocas durante dias e, às vezes, meses, sem ver a luz do sol, totalmente enclausurados, à espera do dia em que poderão voltar ao convívio dos parentes. Isso acontece, por exemplo, no momento em que um indivíduo atinge a adolescência ou quando as moças ficam menstruadas pela primeira vez; quando uma mulher tem um filho ou quando alguém vai se casar; quando os índios estão doentes ou quando estão de luto pela morte de alguém. Enfim, cada momento da vida da comunidade indígena é saudado com um ritual marcante para enfatizar o sentido de pertencer ao grupo e obedecer às suas normas sociais.

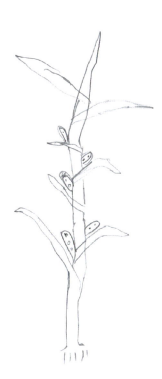

Cotidiano

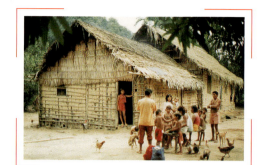
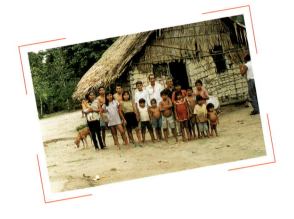

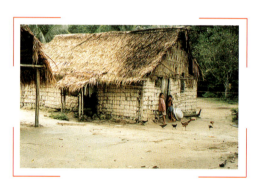
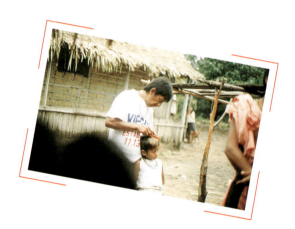
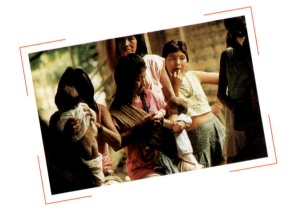

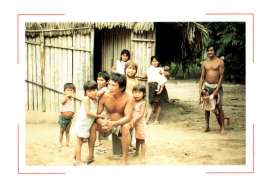
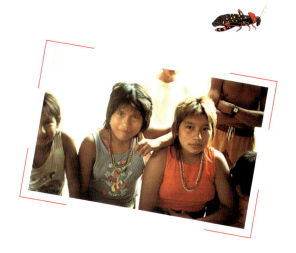
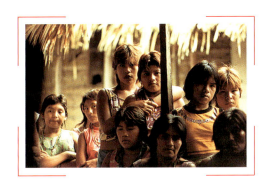

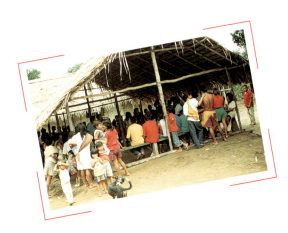
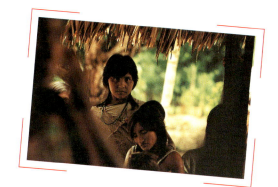

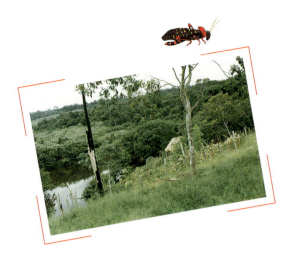
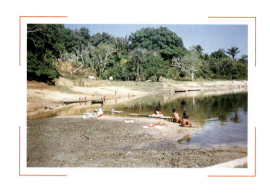

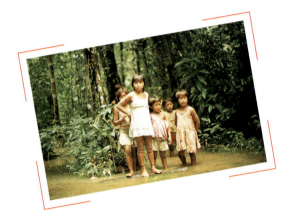

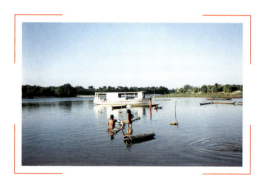
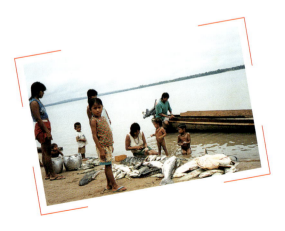

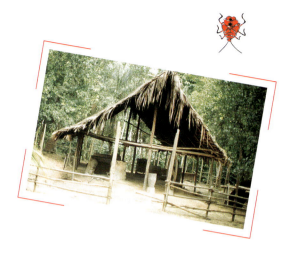
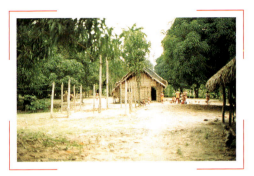

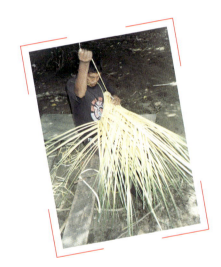
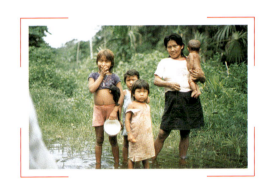

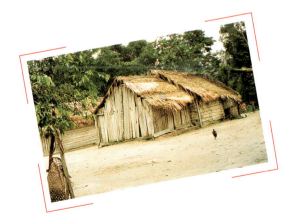

O TRABALHO INDÍGENA

O indígena é um sujeito trabalhador. Muitas vezes se diz que o indígena é moroso para o trabalho, ou seja, preguiçoso. Essa afirmação é uma injustiça para com os povos indígenas. Na verdade, tal ideia foi posta na cabeça das pessoas pelos colonizadores, que queriam forçar os indígenas a trabalhar a fim de produzir para eles. Depois que estes perceberam que aqueles não estavam acostumados a ser mandados, inventaram essas ideias. Dessa maneira os colonizadores podiam caçar e matar os indígenas que não se adaptassem ao ritmo do trabalho escravo.

Na realidade, o povo indígena consome enorme número de horas realizando atividades ligadas à sua autossustentação, tradição e cultura. Quando um não indígena fala de trabalho, pensa logo em acúmulo de dinheiro e bens; quando é um indígena que fala, ele está pensando no seu sustento e no sustento das pessoas que estão sob sua responsabilidade. Portanto, o indígena não tem necessidade de acumular bens para ficar mais rico. Ao contrário, o sinal de riqueza numa comunidade indígena é a generosidade: quanto mais generoso for o chefe de família, mais rico ele é considerado pela comunidade. Ora, para que alguém consiga ser generoso é necessário que possua bens, e tais bens só podem ser conseguidos se o indivíduo trabalhar com muita aplicação. Por isso, se alguém quer ser considerado generoso, portanto rico — e esse tem de ser o ideal de todo indígena —, deve trabalhar, e muito!

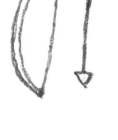

É importante frisar, ainda, que não existe muita especialização para o trabalho entre os indígenas. Ou seja, cada membro da comunidade sabe fazer de tudo, não havendo um que saiba mais do que o outro. A única divisão que existe envolve o trabalho que é exclusivo do homem (caçar, pescar, fazer arco e flecha, preparar a roça etc.) e o trabalho que compete à mulher (fiar, coser, cozinhar, colher frutos, tecer etc.).

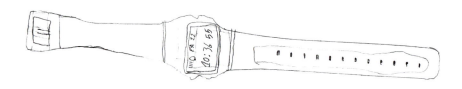

OS CHEFES RELIGIOSOS

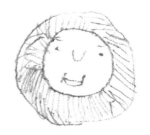

Os pajés são os líderes religiosos, cuja tarefa é conservar o equilíbrio do grupo. Isso quer dizer que eles são os responsáveis por manter o grupo unido, com saúde, em harmonia. A eles cabe identificar o espírito maléfico que paira sobre a comunidade e procurar combatê-lo por meio de rezas, cantos, orações, invocações.

São eles que conversam com o sobrenatural. Em algumas nações os pajés têm o poder de cura: sabem quais são os melhores remédios para cada doença e conhecem as plantas que curam.

Esses homens são sábios e podem dar conselhos sobre qual o melhor caminho a percorrer, pois visitam os deuses em seus sonhos e sabem como agir nos momentos mais difíceis por que passa seu povo.

A ORGANIZAÇÃO POLÍTICA DOS POVOS INDÍGENAS

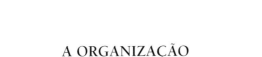

A história da resistência indígena já vem de longa data. Os povos indígenas nunca se conformaram em ser maltratados pelos invasores europeus. Por isso, muitos morreram e muitos continuam morrendo, pois a situação não mudou muito de 1500 para cá. Pelo contrário, em alguns momentos, há bem mais violência do que antigamente, já que no passado o preconceito era muito mais claro que o de hoje.

Ao longo de nossa história atual houve diversos conflitos entre os indígenas e a sociedade brasileira, e sua causa foi a posse da terra. Os indígenas não mais estão esperando pelo governo e já se protegem como podem dos invasores. É comum ouvir nos noticiários que indígenas de tal região sequestraram ou aprisionaram pessoas: foi a forma de resistência por eles encontrada para sensibilizar as autoridades competentes e chamar a atenção delas para seus graves problemas.

Além dessa forma de resistir, as populações indígenas perceberam que havia um canal que, se usado com cuidado, poderia ser muito útil para a conquista de espaço político. E foi com essa preocupação que, a partir da década de 70, começaram

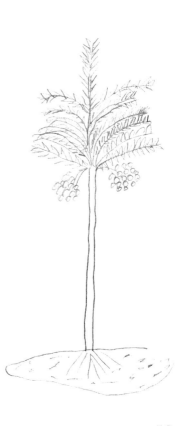

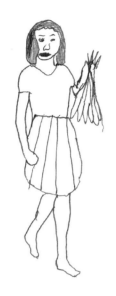

ELIANE DATIÉ

a articular uma forma de participação no processo decisório do país. Assim, surgiu a candidatura de índios que pudessem ser a voz deles no Congresso Nacional. Como primeira vitória aconteceu a eleição do xavante Mário Juruna, o primeiro indígena a participar do Congresso Nacional.

Em seguida, criou-se a UNI — União das Nações Indígenas —, que queria congregar todos os povos indígenas brasileiros num único bloco de pressão política. Nessa União juntaram-se mais de oitenta povos diferentes.

Embora a UNI continue a funcionar em algumas regiões brasileiras, outras organizações foram surgindo. Atualmente, quase todos os povos indígenas têm uma entidade ou associação que luta pelos próprios direitos. Há muito o que ser feito ainda, mas o passo no sentido de fazer valer o direito de cidadão aos indígenas do Brasil já foi dado. Por que não juntar-se ao grupo de amigos dos povos indígenas?

OS PROBLEMAS ATUAIS DOS POVOS INDÍGENAS

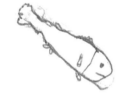

ALDO POXO

Toda a vivência narrada anteriormente está correndo sérios riscos de sobrevivência, pois os indígenas não vivem no paraíso, como se poderia supor. Ao contrário, as populações indígenas enfrentam graves problemas de continuidade, e continuarão enfrentando se não se der o verdadeiro valor a sua cultura tão diferente, mas tão humana.

O indígena sempre foi um filho da terra. É no solo sagrado da mãe Terra que ele vive suas tradições; é dos cabelos da mãe Natureza que o indígena se alimenta, tira a matéria-prima para construir sua casa, fabricar seus arcos e flechas, enterrar seus mortos, celebrar a vida. No entanto, a terra é o bem que ele vê mais ameaçado pelos não indígenas.

Segundo a Constituição de 1988, todas as áreas indígenas brasileiras deveriam ser demarcadas — reconhecidas oficialmente tendo a proteção do governo federal — no prazo máximo de cinco anos. Passaram-se os cinco anos e quase nada foi feito. Os povos indígenas continuam a não ter direito ao território que ocupam há muitas centenas de anos.

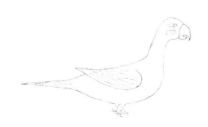

ONÉSIMO DATIÉ

Alguns inimigos dos indígenas dizem que há muita terra

no Brasil para tão poucos indígenas, que o ideal seria colocar todos eles num pequeno "lote" de terra e pronto. Outros chegam a afirmar, inclusive, que os indígenas prejudicam o desenvolvimento da nação brasileira, uma vez que não querem deixar que se explore a riqueza existente no solo e no subsolo do Brasil. Sabemos, no entanto, que isso não é verdade, já que algumas empresas ocupam 1 milhão de hectares na região amazônica.

Quem são os principais "invasores" das terras indígenas?

1- As madeireiras, que com certeza têm grandes interesses econômicos nessas terras: pretendem comprar madeira a preço muito baixo e exportá-la a preço exorbitante. Muitas dessas madeireiras são responsáveis pelo desmatamento de uma enorme área na Amazônia, prejudicando o desenvolvimento ambiental da região e a população que a habita.

Vale lembrar que os indígenas — como todo ser humano — estão sujeitos a ser enganados pelas madeireiras, que lhes prometem rios de dinheiro em troca da madeira. Como não estão acostumados a usar dinheiro, os indígenas acabam gastando tudo e depois voltam a viver na miséria, e, o que é pior, sem a madeira necessária à sua sobrevivência.

2- As mineradoras e os garimpeiros são também ferrenhos invasores das áreas indígenas. Em busca de riqueza fácil, poluem os rios, matando os peixes, enfrentam e dizimam populações indígenas, trazem doenças e provocam conflitos armados entre indígenas e não indígenas. Infelizmente, o governo federal é, muitas vezes, o responsável por essas invasões, pois chega a autorizar a exploração de jazidas sem o prévio consentimento das populações afetadas.

3- Os trabalhadores que vão construir estradas são outro problema para os povos indígenas. Eles se transformam em posseiros, já que acabam se fixando em terras habitadas tradicionalmente pelos povos nativos.

4- Também as hidrelétricas são culpadas pela depredação do patrimônio indígena. O governo deveria tomar cuidado em não construir hidrelétricas em terras indígenas, no entanto ele não está muito preocupado com esses povos quando toma suas decisões. Essas usinas têm sido responsáveis pelo extermínio de verdadeiras populações humanas ao longo dos últimos trinta anos, pois alagam áreas culturais muito ricas. Segundo os projetos do próprio governo, até 2020 serão construídas dezenas de hidrelétricas em terras indígenas.

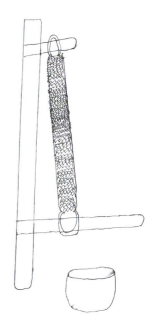

ILMA AKAI

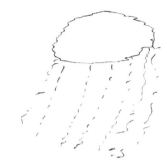

O ÍNDIO E A FUNAI

É clara, na Funai, a intenção de integrar os índios, de eliminar a diferença entre eles e a grande massa de trabalhadores brasileiros. Essa postura, entretanto, não beneficia os índios. Num decreto presidencial de 1988, fica claro que a Funai e o governo brasileiro estabelecem diferenças entre os índios que chamam "aculturados" e os índios isolados, com pouco contato. Nesta distinção, os índios "aculturados" deixariam de ser índios com o tempo e, portanto, perderiam o direito à terra. Somente os isolados seriam considerados "verdadeiros", com direito à área que ocupam.

Na verdade, não tem sentido fazer essa distinção entre aculturados ou "verdadeiros"; mais parece uma estratégia para diminuir as terras dos índios.

Mesmo quando os índios usam roupas, dinheiro, compram e comercializam produtos, vão à cidade ou à escola, falam português, votam e são votados, continuam sendo índios, com direito de defender sua terra, sua língua, seus costumes, sua religião e sua vida em comunidade. No mundo todo, o direito dos povos indígenas está assegurado pela lei por serem comunidades que se reconhecem e são reconhecidas como tal, e não porque usam ou não roupa, vivem ou não no mato.

Betty Mindlin. A questão do índio. São Paulo, Ática, 1991.

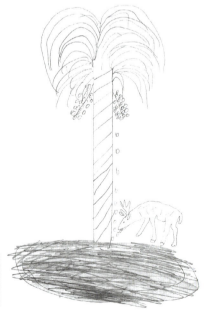

CLASSIFICAÇÃO DOS GRUPOS

Você deve estar perguntando: ainda existem índios selvagens, que não foram contatados pela Funai? Existem quatro grupos de populações indígenas no Brasil:

1- **Isolados**: grupos arredios ou hostis, cujo território não foi alcançado pelas frentes de expansão. Segundo o ISA — Instituto Socioambiental —, existem no Brasil cerca de 54 povos nesse grupo. São povos que têm fugido do contato com a população nacional. Sabe-se disso devido aos vestígios que deixam ao mudar de lugar.

2- Em contato intermitente: povos que vivem em regiões de baixa densidade demográfica, como a Amazônia e o Centro-Oeste. Embora já atingidos pelas frentes pioneiras, encontram-se a salvo de incursões, devido à atuação protecionista do governo.

3- Em contato permanente: aqueles que, embora conservem certos elementos da tradição ancestral, como a língua, a cultura material e outros, dependem do fornecimento de bens da civilização, aos quais se habituaram e de que não podem prescindir.

4- Integrados: grupos que, tendo transitado pelos estágios anteriores, ou passado direto do primeiro para este último, perderam a língua e outras características ancestrais, mantendo, contudo, forte ligação e lealdade à sua identidade indígena. Dependem economicamente da sociedade em meio à qual estão ilhados, e lutam para preservar as terras que lhes restam e sua condição de índios.*

(*) Fonte: *Povos renascidos — Subsídios didáticos sobre a questão indígena*, série B, vol. 1, Cimi - CNBB.

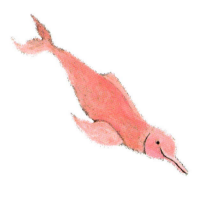

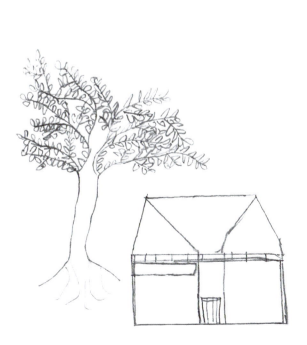

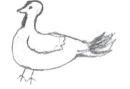

GLOSSÁRIO

Munduruku   *Significado*

ajora   ariranha
akoba   banana
baripnia   parentes
bay bay   papai
bekitkit   crianças
bio   anta

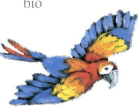

cauxi   feitiço
daje   queixada
dajekco   caititu
dapsem   veado
doti   roupas
ekçá   casa dos homens
hai   paca
ibubutpupuat   dinheiro
ictius   vasos
idibi   água; rios
i'it   filho
ixi   mãe
ixiwe   embira
jakora   onça
jexeyxey   sonhar
kabido   vento
kagã   cana
kasopta   estrelas
kaxi   lua
kaxinug   relógio
kio'uk   bambu
koru   curica
ku   roça
muba'at   chuva(s)

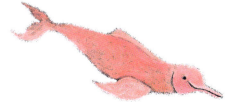

65

HISTÓRIAS DE ÍNDIO

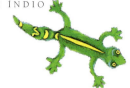

musukta	mandioca
oboré	amigo
parawá	arara
pariwat	homem branco (não indígena)
paro	urutau
pigãgãm	pescar
poy-iayn	macacos
pusowawa	quati
sapokay	galinha
uk'a	casa
uru	rede
wasuyu	pássaros
wexik'a	batata-doce

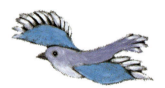

E, ainda, as três palavras que já foram incorporadas ao *Aurélio*:

beiju: iguaria comestível feita de mandioca;

tipiti: pequeno cilindro feito artesanalmente onde se deposita a massa da mandioca que secará e depois será levada ao forno;

pajelança: arte de curar doenças.

66

BIBLIOGRAFIA BÁSICA

AMARANTE, Elizabeth Rondon. *Precisamos de um chão* (depoimentos indígenas). São Paulo, Loyola, 1983.

CIMI, *Mapa dos povos indígenas e presença missionária*. Brasília, 1985.

____. *Porantim*. Jornal mensal em defesa da causa indígena. Brasília.

DAVIS, Shelton. *Vítimas do milagre*. Rio de Janeiro, Zahar, 1978.

MELATTI, Júlio César. *Índios do Brasil*. São Paulo, Hucitec, 1985.

MINDLIN, Betty. *A questão do índio*. São Paulo, Ática, 1991.

____. *Tuparis e Tarupás*. São Paulo, Edusp, Brasiliense, Iamá, 1993.

PREZIA, Benedito & HOORNAERT, Eduardo. *Esta terra tinha dono*. São Paulo, FTD, 1994.

RAMOS, Alcida. *Sociedades indígenas*. São Paulo, Ática, 1986. Col. Princípios.

RIBEIRO, Berta. *O índio na história do Brasil*. São Paulo, Global, 1983.

RIBEIRO, Darcy. *Os índios e a civilização*. Petrópolis, Vozes, 1984.

SILVA, Aracy Lopes da. *A questão indígena na sala de aula*. São Paulo, Brasiliense, 1984.

____. & GRUPIONI, Luis (orgs.). *A temática indígena na escola*. São Paulo, MEC, Mari, Unesco, 1995.

LIVROS INFANTIS COM TEMÁTICA INDÍGENA

FITTIPALDI, Ciça. *A lenda do guaraná*. São Paulo, Melhoramentos, 1986.

____. *Bacurau dorme no chão*. São Paulo, Melhoramentos, 1986.

____. *O menino e a flauta*. São Paulo, Melhoramentos, 1986.

GALDINO, Luís & FITTIPALDI, Ciça. *Çarungaua*. São Paulo, Loyola, 1982.

GIACOMO, Maria T. *Tahira-Can, a estrela Vésper*. São Paulo, Melhoramentos, 1984.

HOHLFELDT, A. *A aventura aventurosa de Acanai contra a grande cobra sucuri na Terra sem Males*. São Paulo, FTD, 1988.

____. *A primeira guerra de Porã*. Rio de Janeiro, Antares, 1981.

____. *Porã*. Rio de Janeiro, Antares, 1981.

MACHADO, Ana Maria. *De olho nas penas*. Rio de Janeiro, Salamandra, 1981.

SILVA, Maria Aracy & RODRIGUES, M. C. Y. *Histórias de verdade*. Rio de Janeiro, FNPM-INL, 1983.

VILLAS BOAS, Cláudio & Orlando. *Xingu, os contos do Tamoim*. Porto Alegre, Kuarup, 1984.

Vários autores. *Contos, mitos e lendas para as crianças da América Latina*. São Paulo, Ática, 1981.

ZOTZ, W. *Apenas um curumim*. Curitiba, Coeditora, 1974.

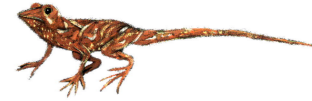

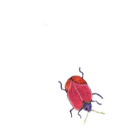

O AUTOR

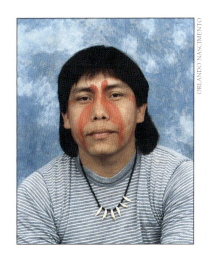

Daniel Munduruku nasceu em Belém do Pará, em 1964. É graduado em filosofia, história e psicologia, doutor em educação pela Universidade de São Paulo (USP) e, atualmente, faz pós-doutorado em literatura na Universidade Federal de São Carlos (UFSCar).

Publicou mais de quarenta livros desde que iniciou sua carreira como escritor, em 1996. São livros para crianças, jovens e professores, e muitos deles já receberam prêmios no Brasil e no exterior, como o Jabuti, da Academia Brasileira de Letras, e o Erico Vanucci Mendes, outorgado pelo CNPq. Também já receberam várias indicações de Altamente Recomendável, pela Fundação Nacional do Livro Infantil e Juvenil (FNLIJ), e foram traduzidos no Canadá, nos Estados Unidos, no México e na Coreia do Sul.

Daniel é Comendador da Ordem do Mérito Cultural da Presidência da República, na categoria Grã-Cruz, desde 2013. Também é membro fundador da Academia de Letras de Lorena, cidade onde reside desde 1987.

É casado com Tania Mara, com quem tem três filhos: Gabriela, Lucas e Beatriz.

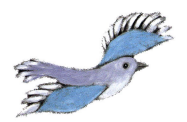

A ILUSTRADORA

Laurabeatriz nasceu no Rio de Janeiro e mora em São Paulo há bastante tempo. É ilustradora e artista plástica. Já ilustrou diversos livros para crianças, publicados pelas editoras Ática, Companhia das Letrinhas, Cosac Naify, FTD e Scipione, entre outras.

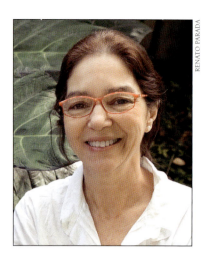

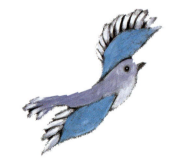